医は仁術か算術か

田舎医者モノ申す

定塚 甫

社会批評社

はじめに

私たちが、身体に変調をきたしたときは、すぐにでも訪れるのが近くの診療所・医院である。「看護婦さん、今朝から熱っぽくてね。風邪でも引いたのかね？」と、気軽に訪れることができた。看護婦さんは、体温計を出して「そこに、横になって熱でも測っておいて。寝冷えでもしたんじゃないの？　そのうち、先生が診察に来られるから、待っていなさいよ」。

今日では、「看護婦さん」と呼ぶと「看護師です！」と叱られ、「先に、健康保険証を出してください。紹介状はありますか？　なければ、この書面に書いてあることに答えてから、受付に出してください」と問診表を渡される。

しかし、最近は、総合病院・大病院志向傾向が強くなっているため、このような会話さえない。受付界隈に、「案内人」が1人いるだけで、多くの「受付機」が並んでいるだけである。初診用の受付機器、再来用の受付機器が、ところ狭しと並んでいる。患者は無言で、この機械の中に必要な診察券を投入する。すると、この機械が、これから患者がどうすればいいのかを伝えてくれる。

経営状況の良い医療機関であれば、コンピュータの声で、「おかかりになりたいところのボタンを押してください」とか、再来であれば、「予約されています。5番の呼吸器科待合室でお待ちください」と、返ってくる。あまりサーヴィスの良くない医療機関では、無言の機械から「この番号札を3番の窓口へお出しください」と、書いてある薄っぺらな紙が出てくる。患者は、これに従って3番の窓口へ行く。すでに、慣らされてしまっている、電車の切符を買うのと同じである。

不思議なことだが、このような「受付機」を設置して、なるべく人を使わないで機械に頼っているのは、ほとんど総合病院や大学病院など、大規模な医療機関である。これに反して、中小の医療機関では、最も高価な人間を使っている。人件費を削減したいのは、中小の医療機関ではないか。

いわば、地域医療を担う開業医ほど、人と人とのつながりが深く、大病院ほど患者は、機械と付き合うところであると考えたほうが良い。

しかし、最近の地域医療を担うべき開業医も、専門化の嵐には勝てず、ほとんどの新規開業医は、総合病院を科別に分離しただけになりつつある。「何でも相談できる地域の先生」が、いなくなりつつある。

本来の地域医療を担う医者が、激減していることを嘆く本を探すと、掃いて捨てるほど多く出版されている。しかし、嘆くだけでは、患者は救われない。そこで、今日、変わりゆく「地域医療」の中で、どのように医者にかかれば最も患者にとってメリットがあるのかという点について、考えてみようと思う。いわば、「現代の開業医へのかかり方」とでもいうのであろうか。至るところに、具体的な経験例を紹介しながら、読者にわかりやすく書いたつもりである。
この本を「医者の選択マニュアル」として利用していただければ幸いである。

著者

目次

はじめに ―― 1
第1章 エッチな会話のできる医者は名医 ―― 11
医者と話すエッチな会話 ―― 11
現代流の医者と患者の会話 ―― 13
エッチな医者の昔と今 ―― 18
実際は妄想の中のエッチ ―― 23
エッチな医者ほど真剣 ―― 26
女性を診る女医さん ―― 28
エッチな振る舞いもスキンシップ ―― 31

第2章　専門医と開業医はどう違うのか　35
医師教育の実情　35
短期でなれる「専門医」　38
開業医制度の問題とは　40
たらい回しされる患者　41
縦割り制の開業医　45
うつ病に無知な総合病院　49
「5分以内で退出してください」　52
「専門開業医」による地域医療の解体　55
第3章　地域医療のできる医者の選び方　57
自殺に追い込まれた「地域医療の神様」　57

地域医療の原点――59
医者と患者の変貌――62
総合病院の寄せ集めの医者たち――65
さまよえる患者たち――67
心身とも疲弊する開業医――70
どこへ行っても女医さんばかり――73
優しいが「感情的」な女医――76
地域医療を敬遠する女医――78

第4章　都市に集まる若い医者とその変貌――83

医師の将来の選択肢――83
大都市へ集中する医師たち――85
大病院に集まる研修医――87
大学病院を避ける研修医――91

大都市医療機関の本来の意味 —— 94
放浪の旅に出る若い医師たち —— 96
大学病院教授らへの「礼金」 —— 99
国立大学医師のアルバイト —— 101
開業医は高収入か？ —— 105
開業医優位の時代の終わり —— 109
学位取得のための巨額の謝礼金 —— 113
地域医療を担う医師のタイプ —— 117
悪徳行政と戦う地域医療 —— 119
増える一方の患者 —— 124

第5章　地域医療の終焉する日 —— 127

開業医と総合病院 —— 127
掃除夫の格好をしていた院長 —— 129

あるべき総合病院の姿――131
しかし……荒廃した総合病院――134
巨大化する総合病院と閉院する総合病院――137
閉院に追い込まれた総合病院――139
巨大化する地方の総合病院――141
地域医療を担う医師は生まれるのか？――146
救急車をタクシー代わりに――147
日本の緊急医療の遅れ――149
かつての国立病院の緊急医療態勢――153

第6章　地域医療の中での開業医の役割――159

開業医に起きている変化――159
「生かさず殺さず」という行政――162
薬局によるプライマリーケア化――167

薬剤師の誤診の後始末――170
地域医療は誰が担うのか？――172
「三無い医師」の大増加――175

第7章　行政による地域医療の切り捨て――179

地域医療への行政管理――179
総合病院の乱診乱療の放置――182
行政からの「個別指導」――186
２００８年の医療法改正の実態――189
「専門医医療」になる地域医療――192

おわりに　地域医療はなくなるのか？――197

第1章　エッチな会話のできる医者は名医

医者と話すエッチな会話

医者と言っても、1人の健康な人間なので、老若男女を問わずエッチなことは大好きなはず。ただ、医者という立場があるので、容易に「エッチは大好き！」と、言い続けられないだけであろう。

風邪を引いて、近くの医院を訪れ「先生、かみさんにエッチしようと言ったら、風邪がうつるといって、逃げていってしまうのですよ。どうしたらいいですかね」と、初っ端から医者に問いかける光景は、すでに過去のものとなっている。私の懐古趣味からいえば、医者は「あったりまえだろうが。夫婦そろって風邪を引いとったんでは、誰が家事をするんだね。ゆっくり休んで、早く風邪を治しなさい。会社も休んだのだろう!? 治って元気になったら、一生懸命やるんだな」と、医者も話に応じてくれていた。現代でも、そのような医者は、存在しないわけではないが、極端に少なくなってしまっている。
まずは、具体的なケースによる地域医療の今昔を紹介して、検討してみよう。

患者「先生、実をいうと、この前の厄払いの集まりで飲んだあと、勢いで行ってしまったんですよ。そしたら、3万円出せば本ちゃんさせてくれるというので、そのまんま、生でやっちゃったんです。そしたら、昨日の夜から、小便しようと思ったら、頭の芯まで突き抜けるような痛みが走って、以来、小便が怖くなってしまったんですよ。病気うつったんだよね。何とか治してくれませんかね。もちろん、かみさんには内緒で」
医者「当たり前だ。あの優しい奥さんが知ったら、悲しむからな。ただでさえ奥さん、お前の母さんに気を使って疲れているからな。しかし、馬鹿者が！　ゴム付ければ、こんな病気にならんでも済んだのに。淋病だよ！　うつされたんだよ、病気持ちに。小便の検査して、薬だしとくから、ちゃんと飲むんだよ。治るまでは、絶対にかみさんとエッチしちゃいかんからな。わかったか！　いい思いしたんだから仕方ないな。当分の間、痛い思いをするんだな。他の連中にも、検査しに来るように伝えといたほうがいいみたいだな。手遅れになったら、やばいからの」
患者「助かりましたよ、先生だけが頼りだもんですから。皆に、先生のところへ来るようにと伝えときますから、お願いしますね。皆、あそこへ行ったことは、かみさんに秘密にしてますんで」
医者「わかっとるわい。これから気をつけるんだな」

現代流の医者と患者の会話

ここまでは、今や過去の出来事になりつつある、患者と地域医療を担う開業医の会話である。残念ながら、このような医者にお目にかかる機会は、ほとんどないようだ。この医者と患者の話を、ある30代の開業医に話してみたところ、「そんな話は、あり得ないですよ。私だったら、全く違う対応をしますけど。それに、私は循環器科の専門医ですよ。その先生は、少し関わりすぎではないですか？」という返事が返ってきた。その30代の医者の言った意見を取り入れ、先の医者と患者の会話を現代流に翻訳してみることにする。
患者「あのー、最近、小便するとき、もの凄く痛むんです。何か病気でしょうか」
医者「どこが痛むのでしょうか？」

患者「言い難いんですけど、男のものが痛むんです」
医者「男根ですか。男根でしたら、泌尿器科へ行かれたほうがよろしいでしょう。私は、循環器が専門ですから、紹介状を書きましょう」
患者「あれ、ここは内科じゃないんですか？」
医者「内科ですが、内科でもそれぞれ専門が違うのです。私は、心臓とか血圧とか、循環器が専門です。あなたの場合は内科ではなく、泌尿器科の病気のようです。すぐに、泌尿器科の専門の先生に診てもらってください」
患者「その泌尿器科というのは、どこにあるのですか？」
医者「医師会の名簿で調べますから、待合室で待っていてください」
患者「はい、……有難うございました……」
医者「それでは次の方、診察室にお入りください」

紹介状を貰った患者は、指定された泌尿器科の開業医を訪れた。
医者「紹介状を読みましたところ、排尿痛があるようですね。いつごろからでしょうか」
患者「昨日の夜からです」
医者「診察しましょう。ベッドに寝て、痛いところを出してください」

患者「はい」
医者「炎症がありますね。それに、鼠頸部《そけいぶ》のリンパ節に腫脹《しゅちょう》が見られますから、感染か悪性の腫瘍でしょうね。おそらく、感染症のようですが、念のため、両方を疑って膀胱のほうも膀胱鏡で診ておきましょう。その後、前立腺の検査もしておきましょう」
患者「いたーい！」
医者「炎症を起こしているかも知れませんから、少しは痛いでしょう。我慢してください」
患者「我慢できません！　何とかしてください」
医者「ちゃんと検査をしないと、どんな病気かわかりませんからね」
患者「性病ですよ、性病」
医者「どうして、性病だとわかるのですか？　医者である私が診断を下していないのに。よそで診てもらって何か言われたのですか。それとも、確固たる心当たりでもあるのでしょうか？」
患者「この前、風俗へ行って、それから痛くなったのですよ！」
医者「いつごろですか」
患者「3日か4日前です」
医者「それを早く言わないと。尿の細菌検査をしますから。結果が出るのは、来週です。また、来週来てください。痛み止めでも出しておきましょう」
患者「痛くて我慢できないんです。何とかしてください」
医者「致し方ないですね。来週まで待ってもらわないと、診断が付かないのですから。痛み止めを飲んでください」
患者「良くなりますか？」
医者「診断も出ていないのですから、何とも言えませんね。検査の結果が出るまでは、夫婦生活は行わないでください。その点については、奥さんに連絡しておきますから」
患者「困るんですよ、妻に知られたら！」
医者「しかし、治療には、奥さんの協力が必要ですからね」
患者「絶対に連絡しないでください。妻には、内緒で行ったのですから」
医者「困りましたね。書面で書きますから、奥さんに渡してください」
患者「どうしても、妻には……」
医者「当然です。奥さんから訴えられたら、こちらも困りますから」
1週間後、患者は痛みに堪えながら、再度、泌尿器科を訪れた。
医者「ゴノコッカスの感染ですね。抗菌剤を出しておきますから、7日間飲んでまたいらしてください」
患者「ゴノコッカス？　何ですかそれは？」
医者「淋病をひき起こす病原菌です。他人にうつるといけませんから、ご家族に正しい診断を伝え、協力を願うことにします」
患者「先生！　この前、言ったじゃないですか、家族に知られちゃまずいんですよ！」
医者「医師の義務ですから。患者本人が、治療に協力的でない場合は家族に伝え、協力を得るのが私の義務であり、務めなのです。それと、風俗へ行かれたと言われましたが、性行為を行われた場合、風俗営業法に違反しますから、今後は行かないようにしてください。次回からは、保険が効きませんからね。次の方が待っておられますから、どうぞ、次の方、お入りください」
その後、患者の家でどのようになったかは、想像するまでもない。大騒ぎであったことは間違いない。以来、彼は、飲み会どころか外出するときも、1分1秒のゆとりも与えられなくなり、妻は、実家に帰ったままであるという。
「どちらが正しいのか？」と、問われれば、然るべき法律に則って、然るべき診断方法に則って、診療を行った現代の医者であろう。しかし、古き医者にかかっていた場合は、以降も、平穏な家族生活が保障されていたであろうに、現代の「正しい医者」にかかった患者は、今や、離婚の危機にあるという。専門医制度の申し子に、診療を受けた場合は予測できないことも起こりうるだろうし、家族の平穏など、「知ったことではない」のかもしれない。しかし、親切きわまりない医者ではあろう。風営法のことまで、教えてもらえたのであるから。

著者は、いかに法律に反していようが、前者のような「古き医者」こそ、地域医療を担う医者であると信じる。

エッチな医者の昔と今

昔から、医者と坊主と教師は、表向きは「聖職」として崇め奉られた存在であったが、真の姿は、最もエッチな職業と考えられていた。

今日の若い人たちには信じられないことかもしれないが、著者が医学部に入学し、先輩の医師から教えられたのは、「お前たちは、何科を選ぶんだ？　もう決めていると思うけど。お前たちの先輩で、一番女好きなのが婦人科を選んだってことを憶えておきたまえ。切って、切って、切りまくりたいヤツが、外科を選んだんだよ。それに、手術のときなんか麻酔をかければ、どこを触っても、患者にはわからないからな。そんなのも、外科を選ぶんだよ。大体、優しくて子ども好きなのが、小児科を選ぶのが普通だけどな。中には、子どもより、母親に好かれるために小児科を選ぶヤツもいるってことを知っとくべきだな。それに、『何でもできる』と思っているのが、内科を選ぶんだよ。患者のどこを触っても文句を言われないからな。まあ、何科を選ぶかは、いろいろ考えて決めるだろうけど、医者になろうと思うこと自体、エッチな動機なんだよ。綺麗ごとじゃ済まんということを憶えておくことだな」と、「オリエンテーション」を受けた記憶がある。

また、「どんな科を選んでも、一生懸命患者のことを考えていますと思ってもらえるくらいでないと、医者には向かんと思え。それに、一旦、医者になったら、どこへ行っても医者であることを忘れるな。生涯、医者からは離れられないということだ」と。実に、説得力のあるオリエンテーションであった。「いかなる動機であれ、いつ、どこに行っても、生涯医者である」と。

著者の経験を紹介しよう。著者自身、決して不真面目な医者であるとは思っていないが、「エッチな医者であるかどうか」と、問われれば、「エッチな医者ですね」と、答えざるを得ない。

20年以上前のことである。ケースとしては、「拒食症」と診断された23歳の女性である。身長は、165㎝でありながら、体重は40㎏であった。スクリーニングの血液検査の結果を見ても、すぐにも「多臓器不全」に陥る可能性があった。最初から彼女は、40㎏の体重に拘りを持っており、補食はもとより、通常の精神療法など、頑として受け付けようとしなかった。
著者の気持ちとしては、「何としても生きてほしい」の一言であった。彼女が、生きて行ってくれるのであれば、いかなることも辞さないという気持ちにまで追い詰められていた。そこで考え付いたのが、「スキンシップ」による接近である。
通常、拒食症の患者は、必要最低限のスキンシップしか望まないことは、十分に承知の上であった。さらに、それとは裏腹に、異常なまでに自分の女性性を誇示したがるのである。診察に訪れるときは、かなりのミニスカートで、診察室の椅子に座るときでも、必ず下着が見えるくらいに足を組む姿勢をとっていた。1年以上にわたる、この患者とのやり取りを要約すると、以下のようになる。
医者「色気ないね。そんな細い足じゃ」
患者「これが良いのよ。先生の感覚がおかしいだけじゃないの？」
医者「そうかもしれないが、袖から出た腕も触りたくないね。色っぽかったら、触りたくなるんだけどな」

患者「おかしいよ！　こんなに色っぽいのに」
医者「触っていいかね？」
患者「いいよ、私の色気を感じるから」
医者は、患者の腕を触りながら、さするようにして、
医者「悪くはないけど……。その気にはならないね」
患者「もう、年じゃない？　駄目になったんじゃない？」
医者「失礼なこと言うじゃないか。立派にいうことを利くよ。試してみるかね？」
患者「さっき、感じないって言ったじゃない」
医者「その通り。全く駄目だね。でも、腕のほうをさすっていると、少しずつ妙な感じにはなるね」
患者「感じてるジャン」
医者「この前より、少し張りが出てきたからじゃないかな」
患者「体重は、変わらないよ」
医者「おかしいな。感じないはずなんだけど」
患者「先生の負けジャン。40kgでもちゃんと先生、私に女を感じてるじゃない⁉」と言いな

がら、患者は医者の股間を握るようにしたのである。
医者「ちょっと、やりすぎじゃない？　握り方が強すぎて、縮んじゃってるよ。触り方を知らないから仕方ないか」
患者「知ってるよ、もう一度、試してみる？」
医者「やり過ぎは駄目！　本当に40kgかな？　感じるはずないんだけどな」
患者「そうだと思うよ。さっき、看護婦さんが体重計ってくれたから」

実際は、毎回、少しずつ体重計を操作し、10gずつ変えてあった。
医者「そうか、40kgでも、十分、色気があるってことかな？」
患者「やっぱり、先生の負けジャン。40kgで十分なの！」
医者「40kgに慣らされてしまったかな？　でも、少しずつ、色気が出てきているように思うんだがね」
患者「先生が騙されているんだよ。少しぐらい太った方が、先生、私に色気を感じてくれるようになったからいいんだよ。家で計ったら、46kgにもなっていたけど、先生、どんどん私に色気を感じてきてたから、まあ、いいかって」

医者は、「あと5kg増やさなければ」と、必死に彼女の腕、背中、首筋に触れたのである。精神療法というより、身体療法というべきか。毎回、毎回、手替え、足替え式に彼女の身体イメージを変えるように、スキンシップを行ったのである。その間、家では、少しずつ食べる量も増えていったという。その結果、1年5カ月目にして遂に、50kgを超えていた。

患者は、「先生、よく頑張ったね。毎回、毎回、結構、苦労してたんジャン。2カ月前に彼氏ができてね。今、付き合ってるの。もう、通わなくてもいいよね」。

この言葉を聴いた医者は、全身の力が全て抜けていくのを感じたのであった。ちなみに、彼女とのセッションの間は、全く空気のような存在のように記録に徹してくれた心理療法士がいたのである。彼女自身、最初は、その存在を意識していたようだが、時間が経つにつれ、本当の空気のように感じていたようである。まさに、空気のような心理療法士との共同作戦であった。

実際は妄想の中のエッチ

この治療の間、「全く女性を感じない自分」になってしまっていたのに気付くまでには、かなりの時間を要したのである。治療に付き合ってくれた心理療法士は、「時々、先生も感じていたんじゃないですか？」と、茶化すように聞いてくれたのであるが、この患者が卒業して来診しなくなったあとも、長い間、著者は、いわゆる不能が続いたのである。当初の目論見《もくろみ》とは、全く離れてしまっていたのであった。

医者の発想には、エッチな内容が多いが、本気になって治療に取り組むと、このように、医者としての喜びと共に、男性としての悲しみを味わう結果になることもある。地域で付き合う患者が多種多様であるのは、もとより承知であったが、治療のエッチな動機が不能をもたらすとは、思いもよらなかった。

心療内科や精神科を専攻する医者は、もとより妄想的な人格が多いとソンディが報告している（ハンガリーの精神医学者。1893—1986年。L.Szondi）。それゆえか、患者に対して具体的に意図的に、エッチな行動を取ることは無いと断言できる。何故なら、心療内科や精神科を訪れる患者は、事実であろうが虚構であろうが、「心神喪失」、あるいは「心神耗弱《しんしんこうじゃく》」にあるとされ、医者がこれらの患者に若干であろうがエッチと感じられる行動を行った場合、刑法により「3年以下の懲役」と、それに伴い、「医師免許の剥奪《はくだつ》」が待っている。このような現実があるのに、患者に対して、エッチな行動を取るような馬鹿な医者はいないはずである。ましして、処罰されたあとも地域医療を行っていく場合、同じ場所での生活が待っている。よほどの無知無能な医者で無い限り、妄想の中で楽しむのが精一杯である。

しかし、未だ記憶に新しいT市の精神科医が、「女性外来」と称して、こともあろうに、現実に、具体的に、エッチな行動を患者に対して行っていたという。あくまで想像の域を越えないが、刑法を知らなかったとは思われない。「精神科の患者を自らの性欲のはけ口としていた」と、報道されているとおりとするならば、地域医療を担うという前に、人間として、完全に欠如した生き物としてしか理解できない。

今日、これほど地域医療が、危機的状況にあることを考えるなら、「永久放逐」、あるいは「無人島生活の刑」でも軽いくらいではないか。精神科医というのは、内心エッチでありながらも、他の医者のみならず、周囲への多大な迷惑を考えて生きているため、妄想的にならざるを得ない運命を背負っているはず。これを、現実の行動に移すような精神科医など居るはずも無い。まして、彼は、「エッチ外来」で、「女性の弱みに付け込んで、多大な暴利を得た」との報道を信じるなら、もはや、同情の余地なしであるばかりか、仮面を剥がされた醜悪な顔の「プレデター」さえ、美しく見える。

エッチな医者ほど真剣

最近の厚生労働省の発表によれば、20代の医者の70％が、女性であるという。これに対して、男性の人口は、大幅に女性を上回り、増える一方であると。

歴史的には、女性の医者を「女医」として特別に呼称していたが、医者のほとんどが女性であるとすれば、これからは、男性の医者を「男医」として、特別に呼ぶような時代が来るのだろうか。

ある地域に、女性の産婦人科医と男性の産婦人科医が、ほんの1㎞しか離れていないところに開業している。患者数は、どちらが多いだろうかと、著者自身、直接確かめに行ってみた。

何故なら、女性であれば、女性の産婦人科医を訪れるのが、最も抵抗が無いのではないかと感じたからである。著者が評価するのもおこがましいが、両方の医者とも、甲乙付けがたいくらいに患者には親切であり、地域に溶け込んでいた。しかし、来診患者数の違いを聞いて驚いた。学生時代から、女性関係の噂のたえなかった男性の医者のほうが、若干ではあるが、多くの患者を受け入れていたのである。彼の昼食時間は、午後2時、彼女は12時半という。著者としては、どうも女性の医者に質問を投げかけるには、抵抗があったため、普段より親しくしている男性の産婦人科医に、いろいろ質問を投げかけてみた。

彼が言うには、「君らのようによその科の医者は、産婦人科医といえば、すぐに、内診を想像するだろう。しかし、実際は、内診も大事ではあるが、診療の重要度から見れば10％くらいのもんだよ。君にしか言えないことも数々あるけど、要するに、女の扱い方の問題だよ。俺の昔と同じじってことだよ。自然に女が股を開くようにもっていくのが、一番の苦労なんだよ。何度も来ている患者ならいざ知らず、初めての患者に一番苦労するんだよ。君も知っているだろう。手はつないだけど、どうやってキスにもっていくか。キスをしたあとが、一番大変だったろう。女は、キスだけで満足してしまうんだよな。だけど、こっちは、エッチしないとおさまらないということ、わかるだろう。今だって同じだよ。問診して、すぐに『下着を脱いで、内診しますよ！』じゃ、嫌われちゃうんだよ。問診している間に、『下着を脱いで診てもらいたいな』という気にさせなければならないのだよ。脱がせるんじゃなくて、脱ぎたくて脱ぐようにもっていくのに気を使うの。昔、話しただろう。無理やり脱がせても、こっちが疲れるばかりで、エッチしようと思えば思うほど、股に力を入れてしまって、結局は、何にもしないでホテルを出た話。今も同じという訳。そこに気を使っているから、患者数が多いんじゃないかなと思っているんだよ。

あそこの女医さん、悪口じゃないけど真面目すぎるんだよな。女医さんじゃ難しいと思うけど、女の患者ばかりだからなおのこと、女同士のライバル意識が働くんじゃないかな。世間じゃ女の医者だったら、恥ずかしくなく診せられると思われているけど、女の気持ちっていうのは、そんな単純なものじゃないんだよ。君が知っている通り、俺はエッチだったし、結構、いろいろあったよ。今まで多くの女性と付き合ったのが、診療の肥やしになっているんじゃないかな。だけど、患者をいつも『女性』として診ているから、結構疲れることは確かだね。君は、俺の診療を機械的に行っていると思っているかもしれないけど、全部の患者を1人の『女性』として診ていると、結構、ヘトヘトになるんだよ。だから、さっき言ったように、内診は、10%なんだよ。内診以外で診断するほうがどんなに疲れるか、一度、君も体験してみるかね」ということであった。

女性を診る女医さん

まさに、目から鱗《うろこ》である。大学時代の産婦人科研修では、女性は敏感だから、「なるべく機械的に診て、機械的に済ませるように」と、習ったのだが、彼の診療姿勢を聴いて、女性だけの診療科で患者を一人ひとりの女性として診ていることに、深遠な敬意を払わざるを得なかった。

確かに、もう1人の女性産婦人科医は、患者が女性であり、自分も女性であるためか、「あんた、ちょっとやりすぎじゃない？　真っ赤になっているよ。どれだけ若いといっても、度を越しちゃ駄目よ。ほどほどにしないと。よっぽど好きなんだね。こんなに真っ赤にしていると、雑菌感染が絶えないよ。あんたが要求するの、それとも旦那さんが要求するの？　どっちにしても、過ぎたるは及ばざるがごとしよ。炎症ばかり起こしていちゃ、妊娠もしなくなっちゃうよ。あんたら、結婚してもう6年も経つんじゃない？　それでもこんなにやってるの？　好きだね」と、実にあからさまに喋りながらの内診であるという。

ある程度、年齢を経た女性であれば、親しみ深い先生となるのであろうが、若い女性の場合は、どうしても診てもらうのには抵抗があるという。さらに、ある患者が言うには、この女性産婦人科医は、内診を行うとき、少しばかり乱暴であるそうだ。「あの先生、内診のとき、いつも乱暴で痛いんですよ」と言う患者が多いということである。それに、「こちらは、羞恥心いっぱいなのに、先生は、全く気持ちを理解してくれていないんですよ。先生ばかり、勝手に喋りっぱなしなのよ。こっちの恥ずかしいことも気にもしないで」ともいう。

しかし、このように、あたかも悪口のようなことを言う彼女らは、依然として、この女性の医師のところへ通っている。「あの女医先生は、口は悪いんですけど気がいいんですよ。私らが恥ずかしがらないように、喋り続けたり、きついこと言ったりされるんですよ」と。

結局のところ、開業医には両方のあり方があり、好みによって患者が医者を選んで、通っていることがわかった。両方とも、患者の立場に立った、患者のための診療を行っている名医であった。

先の男性の産婦人科医は、神経質なまでに患者と付き合い、あとの女性の産婦人科医は、あたかも乱暴なようであっても、彼女なりの確固とした主義を持って診療に当たっていることが判明した。

最近、産婦人科医が、告訴される事件が多くなっていると聞くが、この2人に限っていえば、未だかつて、患者から、文句の一つも言われたことはないということであった。「先生のエッチ！」、「エッチな先生！」は、彼、彼女らの診療室では、日常茶飯事に出てくる言葉であるともいう。まさしく、地域に根ざした医者のあり方を見たのである。

エッチな振る舞いもスキンシップ

もとより、医者は、他人の心身に触れるわけだから、その無意識には、必ずといってよいほどエッチな気持ちがあるはず。しかし、公然と行うには、刑法という怖い存在があるため、あくまで無意識にとどめている。男性の医者が、意識的に公然とエッチな行動を行えば、先の医者のように、医師免許剥奪と懲役が待っている。

しかし、医者も人間、患者も人間である。患者が病気になり、エッチな気分どころで無い場合は、医者も同じである。背中をさすったり、肩を軟らかくたたいたりして、「早く元気になればいいな」と、優しく接する。患者も、いつまでも不健康であるはずが無い。いや、医者の肩や背中をさすってまでの対応は、薬にも増して効果があったのかもしれない。患者は、どんどん健康を取り戻していくのである。

65歳の男性の整形外科の医者について、紹介する。患者は27歳の女性である。

医者「大変だったね。ここまで複雑に骨折するなんて。痛かっただろうね」

患者「もう、何が起こったのか、気が動転して……」
医者「そりゃー、3箇所も骨が折れれば、気を失ってもおかしくないよ」
患者「元のようになるんでしょうか？」
医者「そりゃ、若いんだもの。ちゃんと、元のようになるに決まってるよ」
患者「もし、このまま、びっこで歩くなんて考えたら、目の前が真っ暗になっちゃいそう」
医者「心配いらんよ。少しの間は、我慢しなけりゃいかんけどな」
患者「我慢？　何をですか？」
医者「あれだよ。あっちのほうは、少しの間、辛抱しなければね」
患者「うわー、先生ってエッチなんだから、足開けないじゃないですか」
医者「だから、言ってるじゃないか。当分、無理な格好になるから、やっちゃいかんということだよ」
患者「困るなー、彼……」
医者「まあ、若いからすぐにできるようになるさ。お前さんの母さんも、同じ思いをしたんだから」
患者「へー、お母さんのことも知っているの？」
医者「知ってるとも。母さんのときなんか、パンツもはけんくらいになったので、みんな丸見えだったよ。医者冥利に尽きるって言うもんかね」
患者「わー、先生って、すごいエッチなんだから。お母さんのも見ちゃったの？　じゃ、さっきから、私のも見ていたわけ？」
医者「どれだけ見ても飽きんのが観音様だよ。当分、あきらめるんだな」
患者「エッチな先生！　親子2代にわたって見続けてきたわけ？　でも私のは綺麗でしょ⁉」
医者「まあ、痛み止めも出しといたから、ちゃんと飲むんだよ」
医者は、その患者を送り出しながら、お尻をポンと触ったのである。
患者「エッチな先生に触られたんじゃ、感謝しなければいけないわね。お母さんに叱られちゃうから」
医者「母さんより、いい尻してるじゃないか」
患者「わー、比べているんだ！　当たり前でしょ！　若いんだから」
医者「何か変わったことがあったら、いつでもおいで。わしの父親から3代の付き合いだからな」
患者「はーい、有難うございました」

これが、今日の開業医の代表的なあり方であると、紹介したとしよう。おそらく、全ての開業医から、猛反発が返ってくるであろう。しかし、この医者と患者の間には、深い信頼関係ができ上がっていることも、忘れてはならないように思える。現代であれば、「セクハラ」として告訴されかねない医者ではあるが、「信頼関係」一つで結ばれているのが、地域医療の原点であったはずである。しかも、この整形外科医は、現実に存在する。今日まで、彼に対して批判めいたことは、患者であれ、医者であれ、聞いたことがないという。また、医者が集まったときなど、「わからないことがあれば、あの先生に聞いたら良いですよ。この業界のことは、ほとんど知っているそうですから」とも言われている。

取材している間に、エッチな医者のことを聞いて回ると、きりがないくらいである。それでいて問題にもならず、逆に評判が良い医者の代表になっていたのである。エッチな医者は、男性に対しても、女性に対しても、同じように好かれている。地域にどっかりと腰をすえている地域医療を担う医者は、このような存在なのかと感じいるしかなかった。

第2章　専門医と開業医はどう違うのか

医師教育の実情

医者になるには、臨床各科にとどまらず、民法、刑法に関する法医学など、法律に関わる全ての医学医療を習得していることが前提とされる。6年間の大学生活を通じ、表層的かもしれないが、数カ国語の語学、統計学、文学、社会学、法学などなど、ほとんどの一般教育を習得した上で、基礎的医学医療の教育を受けることが許される。この中には、動物を使った実験も含まれ、動物で十分に習得した上で、人間の基礎医学の修得が許される。

最初の医学的教育は、まず、人間の細胞・骨格から始まる解剖学、電気と化学生理学に始まり感染源を主にした微生物学、人間の正常細胞を守る腫瘍学を含めた免疫学などなど、幾多の基礎医学をマスターして、初めて臨床医学と言われる、生きた人間との付き合い方を習得することが許される。いわゆる、病院実習である。ちなみに、解剖実習の際に、遺体の前での礼あるいは黙祷は、毎回行われる習慣である。

臨床医学といっても、内科と外科一般に始まり、精神科・神経科・小児科・小児外科・産科・婦人科・皮膚科・泌尿器科・眼科・整形外科・麻酔科・放射線科・口腔外科・手術室などなど、全ての科に臨む基礎学習が行われる。

礼の実習・自己紹介の実習・問診実習から始まり、視診実習・触診実習・聴診実習・打診実習などなど。そして、それらの基礎学習を習得した学生に限って、臨床各科の患者と接する学習に入ることが許される。採血・注射・簡単な創傷の処置・気管挿管などは、学生同士がお互いに患者役となり、一応の実習を済ませていた。

ここからが、本格的臨床実習となる。5～6人一組のグループに分かれて、指定された期間、各科へ「配置」される。各科の教授の方針により、全て英語での報告が義務付けられていたり、一切の英語を話すことは許されず、全てドイツ語であったり、フランス語しか許されない科もあった。今日では、ほとんどが英語になっているようで、著者らのような苦労はないように見える。例えば、英語での報告しか許されない科で、日本語を交えて教授に報告を行ったばかりに、1年間留年した学生もいたくらい厳しい時代もあった。また、フランス語の多い科でありながらも、教授は、ドイツ語しか話さないため、フランス語をドイツ語に翻訳して、教授に報告することも稀ならずみられた。往時の回顧かもしれない。

教授や学長になった著者の同級生たちは、ちょうど定年退職の時期にある。教育職を終えた彼らが言うには、「俺たちが受けたように、今の学生たちを扱うと、ほとんどが留年か退学しちゃうんじゃないかな。ちょっとした風邪を引いても休むし、どれだけ大事な実習中でも簡単にどこかへ行っちゃうし。何で医学部を選んだのかと聞いてみても、良くわからん返事が返ってくるし。まして、何科を選考するのかと聞いても、はっきり決めていないみたいだし。昔は、できる連中が入った基礎なんかは、全然興味も示さないし、その割には、人付き合いが下手だったり、『人と付き合うのは、苦手なほうです』と言ったりするのが、臨床を目指していると言うんだから、訳がわからんよ」と。

いずれにしても、院内にある全ての診療科の実習を終えて、初めて卒業試験、次いで医師国家試験となる。国家試験合格者は、法制化された「研修医」として、各研修指定病院での2年間、今度は医師として、院内の全ての科の研修を受けることになる。この2年間に、自分の進む、あるいは選考する科目を決める。最近の傾向としては、研修医に入る頃より自分の専攻科目を決める傾向にあるという。ただ、研修医療機関の指導医は、「一度、自分の専攻科を決めると、他の事柄に興味を持たなくなり、結構、いい加減に研修を済ませる医師が多い」と嘆く。また、「目先のことばかりにとらわれて、研修医をしながら、基礎系医学への興味を持つ医師を見つけるのが困難である」ともいう。

事実、今日の研修医は、ほとんどが臨床科を選ぶようで、基礎医学系へ進む医師は皆無に近いという。さらに、彼らが言うには、「人付き合いも、人の扱いも下手だし、間違えても謝ることもできないのに、臨床医なんてできるのだろうかと心配になる」と。

短期でなれる「専門医」

専攻科目を決めた研修医は、通常は3年から5年程度、いわゆる、「初期赴任」として、総合病院へ就職するか、大学病院の各科医局で研究員として修練を積む。ここからは、一人前の医師として扱われる。赴任先では、もはや、指導医として頼る医師もいない。もっとも、最近では、研修医を終えた医師は、十分な自信を持っているためか、先輩医師からCTスキャン、MRIなどの画像診断法、エコー画像診断などの見方を習うことを嫌う傾向にあり、先輩医師の知識や技術などを盗み取ろうとすることも、あまり見られなくなっているという。まして、処方の仕方を教えてもらったりすることもない。周囲から一人前の医師として扱われるがまま、一人前の医師としての医療を行っていく傾向にあるという。それゆえ、患者の訴えを一言二言聞くと同時に、血液検査に始まり、先端医療機器に診断を任せてしまっている。

CTスキャンやMRIなどが、一般的に使用されるようになった頃には、約100例の患者について、確実な診断ができるようになって、初めて画像診断医として認められていたが、今日では数人の症例を経験するだけで、一人前であると思い込む傾向にあるという。

まして、処方などは、何十年もの間に先輩医師たちが、試行錯誤を繰り返しながら、薬の組み合わせや相乗効果などを、実際の臨床の場で考案してきたが、今日では、ほとんどが「単剤処方」になり、製薬メーカーの情報どおりの処方となっている。

咳が出れば鎮咳剤、熱があれば解熱剤と抗生物質の処方となり、過去には、胃潰瘍であれば必ずストレスが関与していることが疑われたために、精神安定剤の処方は常識的であったにもかかわらず、今日では、抗潰瘍剤だけ投与するのが常識となっている。

先輩の医師たちは、このように従来より積み重ねられてきた伝統を全く受け入れない、今日の「専門医」の存在を嘆くが、当の医師たちにとっては、先輩たちの助言や提言全てが、「余計なお世話」となっている。今日では、20年前に比べ、10年も早く「専門医」になれるのであろうか。

ともあれ、早期に博士号取得を希望する医師は、医局へ入りながら大学院生としての学生生活を送ることになるが、内容的には、全く異なることは無い。大学院生となった医師は、4年間の在籍で博士号取得権を、入学しなかった医師は、6年の研究員生活で博士号取得権が与えられる。

この間に、専攻した学会に入会し、おおむね在籍5年間程度で専門医の受験資格が与えられる。しかし、本邦は、法的に定められた専門医資格はほとんど無く、法人資格としての認定医しかない。ほぼ、認定医資格を取得した時点より、「専門医」として認められることになる。

開業医制度の問題とは

本邦では、認定医資格を取得した時点で、おおむね、二通りの医師に分かれていく。最も多いのが、総合病院などで部長職や医長職を経験し、そのまま専門医として開業する医師であり、看板に「循環器科・内科・小児科」、あるいは「整形外科・リハビリ科・内科・小児科」、「呼吸器科・内科・小児科」と書いてあるのが特徴である。まず、このような開業医は、地域医療というより、地域での専門医療を念頭に入れていることが多く、お腹が痛くなって、「循環器科・内科・小児科」を訪れても、「ここは循環器科だから、消化器科へ行きなさい」と言われることが多い。患者の方も、すでにこのような状況に慣らされているためか、待合室を見わたすと、ほとんどが高血圧や心臓病の患者である。しかし、「看板に、内科と書いてあったので、来てみたのですが」と、反論でもしようものなら、「先生は、循環器内科が専門ですから」と、きつく叱られるのが関の山である。

これが、「外科・内科・小児科」という看板であれば、全く対応が異なるはずである。「お腹が痛いのですが」と、訪れると、「何か心当たりでもありますか？」と、看護師か受付嬢から聞かれる。「いつもと同じものを食べているから……これといって」。看護師は、「わかりました。少しの間、待てますか？」。「はい、待っておれます」と進み、順番を待って医師の診察になる。このような対応がされる開業医は、おおむね、団塊の世代までに医者になったと推測される。

たらい回しされる患者

ある50代の女性は、風邪を引き、咳をしたときに尿漏れを体験した。「尿を漏らすなんて、恥ずかしい」と思いながらも、風邪が治り、咳も出なくなったら、尿漏れのことは、すでに忘れていた。しかし、重いものを持ち上げたり、咳払いをしたりすると、再び尿漏れを体験するようになった。「一時的なものだろう。こんなこと、人に相談もできないし」と、そのまま月経時のナプキンで対処していた。しかし、この尿漏れは進む一方で、日常会話のときでも、笑ったりすると漏れるようになり、到底、ナプキンでは追いつかなくなってしまった。これでは、外出も容易にできなくなり、困り果てていたとき、テレビのコマーシャルで、尿漏れの薬が宣伝されていた。これを見て、即座に薬局へ薬を買いに行ったのである。その薬を飲み始めてからは、確かに尿漏れはなくなったかのようであった。

しかし、数日後、突然、クシャミをしたときに、大量に尿を漏らしてしまい、言語に絶する気持ちになってしまった。仕方なく、婦人科医に相談すべく決心をしたものの、近くの産婦人科医では、恥ずかしいと思い、遠くの産婦人科医を訪れたのである。そこで体験したのは、受付嬢から、「どうされました?」と、聞かれ、返事に困ってしまい、「あのー、おしっこが……」。「おしっこが、どうかされましたか?」と、周囲に聞こえるように聞かれ、耐えられなくなって、「すみません」と言って帰ってしまったのである。しかし、そのままでは、また、どこで大量に尿を漏らすかわからず、外へ出るのも億劫になってきてしまった。毎日、考えることといったら、尿漏れのことだけであった。

ちょうど、近所の同じくらいの年齢の女性から、「最近、尿漏れがひどく、医者へ行ったら、薬を一つ出してくれて、それ以来、ピタッと止まったわよ」という言葉に勇気付けられ、やっとの思いで今度は、近くの産婦人科を訪れたのである。そこで、「肥満が原因ですね。お薬を飲んでも、止まるかどうか保証できませんね。まずは、痩せることとですね」と言われたときには、目の前が真っ暗になってしまったという。「食べるのが、唯一の楽しみであったのに、それを止めろということなの？」と、出された薬をもらい、生き甲斐もなくなるような気持ちで帰宅した。

「何とか痩せなければ」と、常に痩せることが脳裏から離れなくなり、ボーとしたままの生活となり、そのボーとしているときに、さらに、ポテトチップスを3袋、チョコレートを次々に食べてしまっていた。体重は増える一方となっていたのである。

心配した家族が、「更年期障害かもしれない」と、再び、婦人科へ連れて行ったところ、「生理は、規則的にありますか？」と、聞かれ、「最近、不順で少しの量で長く続いたり、3カ月ぐらい無かったりですね」という状況であったため、「ホルモン剤を出しておきましょう。規則的に月経が来るでしょう」と、一つのホルモン剤が処方された。このホルモン剤を飲み始めてから、さらに食欲が旺盛になり、また太り始めた。確かに、医師の言うとおり、ホルモン剤を飲み始めてから、5日目に月経があった。しかし、その5日間に、3kgも体重が増えてしまっていたため、再び、婦人科の医師に、「食欲が出て、これを抑えることができず、太って仕方ないのですが」と、相談したところ、「糖尿病じゃないですか。うちは、専門外だから、内分泌科を受診されたほうがよろしいでしょう」と、「助言」された。

彼女は、その足で内分泌科を受診したところ、「血液検査をしましょう」と、言われ、採血を受け、「数日後に来てください」とのことだった。言われるままに、3日後、内分泌科に行ったところ、「かなり進んだ糖尿病ですね。この数値では、20kgは、体重を減らさないといけませんね。もちろん、薬を飲みながらですが」と言われ、再び、目の前が真っ暗になってしまったのである。

医師の助言どおり、毎日、3時間もの間歩き続け、食事療法も本格的に行い、一生懸命に、減量に努めた。しかし、体重を無視した急激な運動から膝を傷めてしまったため、内分泌科の医師に相談したところ、「急激な運動をしたから、膝を傷めてしまったのでしょう。整形外科を受診されたらいかがでしょうか。膝のほうは、専門ではありませんので」と、すげなくあしらわれてしまった。

彼女は、致し方なく整形外科を受診し、「膝を傷めたらしいのです」と、相談を持ちかけた。整形外科医は、「体重を落とさないと治りませんよ。膝の軟骨が磨り減ってしまっていますから、膝に注射をしておきましょう。そして、毎日、膝に負担がかからないように、運動を欠かさないでください」ということであった。「どうやって、運動をしたらいいのだろうか」と、理解ができないまま、整形外科へも毎日通うことになった。当然ながら、以前より高血圧症で通院中の循環器科へも通わなければならなかった。

結局、彼女は、婦人科、内分泌科、整形外科、循環器科へ通うのが日課になっていた。もちろん、内分泌科医師の紹介によりトレーニングジムへも通うことになっていた。

縦割り制の開業医

これが、今日の医療の現状であり、患者はジムを除いても、4箇所の開業医に通わなければならなかった。このような実情が、今日の「開業医」であるという。

余計なことかもしれないが、尿漏れ、糖尿病、高血圧症は、従来であれば「内科」開業医で全て診療を行っていたはずであり、彼女の肥満が見られ始めた頃には、内科開業医から、すでに食事指導だけでなく、ストレス解消の方向へも進んでいたはずである。そうなれば、整形外科へも通院の必要がなく、糖尿病も併発せず、高血圧の管理だけで、尿漏れについても内科開業医で薬をもらっていたであろう。

完全に「縦割り制」になってしまっている今日の専門科であるため、横の連携がなく、各々、患者の訴えのままに、その症状のみに対して「治療」を行っているのが、現実の「開業医」となってしまっている。先に紹介したように、総合病院の各科が、思い思いの場所に散在するようになっただけである。

もう少し詳細な現実を紹介するなら、ほとんどの開業医が、従来、総合病院で使用していた先端医療機器を持っているという。そのため、患者によっては、いくつもの開業医に通っているため、月に3回や4回もCTスキャンの検査を受けることもありうるという。被爆の弊害を考えただけで、ゾッとする。おまけに、数多くの症例を経験していない医師の読映所見は、その開業医によって異なるという。誰を信じたらいいのかもわからないそうである。また、あっさりと、「他の医者が間違っている。そこの薬はすぐに止めなさい」という。患者は、「どこの開業医も、自分は『天下様』と思っているようだ」とまでいう。

「薬を多く使う医者は、やぶ医者だ」と言って、ほとんどの医師は、多くて3種類、少なければ1種類の薬しか処方しない。ある患者は、「あの先生は、学会にも行ったことがないことを自慢していましたよ。学会に行く暇があったら、患者を診ると言われていたけど、勉強もしてもらいたいね」と。

また、患者にとって、経済的にも方々の開業医周りを行わなければならないなど、貧困を招いているとしか考えられない。

勤務医が、ただ、そのまま散在したのを「開業医」ということには問題ないにせよ、「地域医療」を担っているとは考え難い。

ここで紹介したのは、比較的、よくありうるケースだが、現実は、さらに辛らつなものがある。冒頭に紹介した、「昔の開業医」には、「心が通じた」と言われる反面、今日の開業医には、その最も大事な、心が感じられないと嘆く患者も多い。

いわゆる、「昔の開業医」に分類されてしまった開業医が言うには、「最近の『開業医』は、すぐに、前医の批判や非難をするが、自分も同じことを言われていることを知っているのであろうか」と。また、「新規に開業した医師のところへは、3カ月間くらいは多くの患者が集まるのは当たり前で、それに乗じてあからさまに、よその医者の批判をしているそうなんだ。他医のやり方が間違っているとか、やたらと薬が多いとか、いろいろな批判をして。エコーの見方がおかしいとか言いながら、自分のところで再検するとか。結局、患者は、我々のところへ帰って来るんだけど、患者を納得させるのに苦労しているよ」と。

さらに、昔の開業医に分類された医師は、「昨今の開業医の先生方は、どうして1種類か2種類の薬しか出さないんだろうかな。我々の時代には、先輩から教えられた処方より効果の出る、自分の処方を考え出すのが楽しみだったのに。薬と薬の組み合わせを一生懸命考えたものだけど、今は、製薬メーカーの言う通りに出しているじゃないか。あれは一体なんだろう。処方とは言わんね」ともいう。

これに対して、「専門医の開業医」は、「薬ばかり多く出して、何を考えているのだろう。

あの医者なんて、どんな患者が来ても胃腸薬しか出さないそうじゃないか。おまけに、その言い訳に『病は気から』なんて、病気というものを知らないんじゃないかな」と、非難する。

ただ、一つ言えることは、毎年行われている医師会の集団的指導で、「絶対に前医を批判しないように！　これが、ほとんどの告訴の原因になっていますから」、「いかに、自分の判断が正しいと思っても、他の医師を非難したり、批判したりしないことです。全国的に見ての統計では、医者が告訴されるときは、必ず他の医者が前医を批判や非難したことに端を発しています」と、厳重に注意されている。しかし、この指導に参加するのは、「昔の開業医」だけであり、専門医と称する医師は、参加の義務もなく、興味もない。

もとより、著者が地域医療に自らを投じようとしたときに、当時の医師会長より、「これからは、先生の専門科には拘らないでください。どんな患者が来ても診てやってください。先生がわからないときのために、医師会があるのですから。お互いに助け合って患者を診ていきましょう」と、地域医療の原点となる方向を教えられていた。

うつ病に無知な総合病院

ここで、もう1例、「専門開業医」のケースを紹介する。この場合、「専門医」と称する全ての医師が関与しているため、ある意味では、「開業医」の地域医療の解体とも言えるケースである。

この方は53歳の女性である。よほどのショックであったようで、夫の急死により、「目の前が真っ暗になった」と一言言ったきり、急激に食欲がなくなり、眠れず、1カ月間で10kg以上も体重が減少。ほとんど、他人との接触ができないほどの意識レベルの低下を見るようになった。いわゆる、ボーとしたままの生活が続くようになり、心療内科を受診した。うつ病の診断はされたが、水分さえ十分に摂っておらず、服薬も困難なくらい衰弱し、寝たきりであった。専門的には、思考途絶（何を尋ねても、応答さえできないくらい、全くの反応がない状態）、極端に意識レベルの低下した状態であった。

そのため、心療内科医は、緊急性ありと診断。然るべき医療機関への入院を勧めた。精神科専門病院では、身体管理が不可能ということで、全ての病院から断られたため、精神科・心療内科を併設している総合病院への救急入院の依頼を行った。しかし、救急医から返ってきた言葉は、「暴れることはないでしょうね。気が付いたら暴れだすようなことがあると、総合病院としては困るので。おまけに、心療内科や精神科の先生は、うつ病で大人しいときに、入院を依頼しておいて、暴れだしても知らん振りですからね」と。

心療内科医は、「うつ病は、ご存知のように、元気になられても暴れるようなことはありません。あまりにも身体的に衰弱しておられるから、依頼いたしたのです。是非とも、一度、身体状況を診ていただいて、入院なりの措置をお願いいたしたいのです」と、繰り返し身体の緊急性と、うつ病は、暴れる心配のない病気であることを説明したが、結局のところ、「心療内科の先生と話していても、らちがあかないので、入院はもとより、診察もお断りいたします」ということであった。

それから、約3時間、病院探しが始まったのだが、全ての救急指定病院は、「うつ病は暴れる」ということで、診療さえ受け入れてはもらえなかった。致し方なく、かなり遠方の総合病院へ依頼したところ、「一応、入院は受けますが、暴れたりしたら即刻、退院してもらいますからね。こちらの精神科医は、総合病院の精神科医ですから、あなた方のように、開業医とは違うんですから」と、訳がわからないまま、入院だけは受け入れてもらえたのであった。

病院へ到着するや否や、彼女は、ベッドにロープで縛り付けられ、循環器内科部長の指示で、点滴での補液が行われた。約1カ月間、同じ補液が行われたが、一向に変化はなく、体重は減少の一途であり、身体は、ベッドに縛り付けられていたため、ほとんど自発的な動きはなくなっていた。見るに見かねた家族が、「紹介状にありましたように、母は、うつ病なのですが、うつ病の治療はしてもらえないのでしょうか？」と、循環器科部長に問いただしたところ、「ここは、循環器科だよ。精神科への受診を求めるんだったら、明日からこちらは手を引くからね」と、翌日からは、精神科部長が回診に来るようになった。精神科部長は、「分裂だね（統合失調症だね？）」と、一言言っただけで、その日から筋肉注射が始まった。それと同時に、今までの点滴は中止されていた。以来、循環器科部長の回診はもとより、内科医の回診は、全くなくなっていた。代わりに、精神科部長が、2週間に1回回診に来るようになった。

彼女は、全く眠った状態になり、床ずれはひどくなり、全身の筋肉は硬直したまま、体重は、減少の一途。入院した頃より、全身状態は、悪化し、見る影もなくなってしまったため、意を決した家族は、「今日、退院させていただきます！」と、その足で、最初の心療内科医を訪ねたのである。

そこで、家族は口を揃えて、「毎日でも連れてまいります。あのままでは、母は死んでしまいます」と、懇願したのである。かの総合病院へ依頼した頃とは、比較にならないくらいに全身状態が悪化し、筋肉の硬直により、醜いくらいの肢体となっていた。今までの経緯を詳細に知れば知るほど、不用意に依頼したことへの失態を悔いるばかりの心療内科医であった。深く詫びると同時に、即、①抗うつ薬の点滴、②チューブ栄養に使用する補助栄養液、さらに、③身体のリハビリテーションを始めたのであった。

心療内科医は、「誠に申し訳ないことを、お勧めしてしまいました。お詫びの仕様もありません。私自身が、毎日、この三つを行いますので、何とか許していただけませんでしょうか」と、平身低頭して許しを願ったところ、家族も十分とはいえないが納得して、毎日、通院することになった。

「5分以内で退出してください」

ここまでは、著者の書いた他の著書で紹介したところであるが、彼女の退院後、軌を一にして、先の循環器科部長、精神科部長が、「これからは、地域医療に貢献する」と言って、開業したのである。

彼らが開業した診察室の入り口には、「5分以内で退室してください。これをお守りにならない場合は、職員がお手伝いいたします」と、張り紙がしてあるという。要するに、「5分間の診察時間内で全てを終えなさい。もし、それ以上、訴えなり、質問なりを続けると、無理矢理でも外へ連れ出しますよ」ということである。両者とも、早く終わるのでは、有名な診療所である。

先の循環器科部長が開業した診療所では、心電図のような「安い」検査は行われず、患者が、診察室へ入るや否や、血液検査、心エコーを行うのが通例となっており、さらに、CTスキャンも定期的に行われていると聞く。また、先の精神科部長の診療所では、2人の医師が交代で毎日診療を行い、9時に開始して11時半には、70人の診療が終わっているという。

その地域では、「早く診てもらえて、早く帰れるから、時間がかからなくて迅速な先生だから、さぞかし、頭の良い先生なんでしょう」、「待ち時間なんて無いに等しい」として、ある種の有名な医師となっているという。しかし、3カ月もすれば、「こちらの話を全く聞いてもらえない。少し話そうと思っても、追い出されてしまう」、「検査、検査で、身体も診てもらえない」と不満を訴え、他院へ代わっていく患者が多いとも聞く。最近では、他の開業医の休診日だけ、「風邪を引いた」と、訪れる患者もいるという。2人とも、「無口な先生」で通っているようだ。地域医療も、このように変遷していくのであろうか。

2人とも意見の一致しているのは、「我々は、れっきとした『循環器科（または精神科）の専門医』なのだから、他人の縄張り荒らしはしない。その疾患の診療に専念するつもりである」ということを、近隣の開業医に宣言して回っていた。裏を返せば、「地域医療などには関与しないし、興味もない。独立した専門医として開業した」と、宣言して回ったのだろうか。これを聞いて、いかにも腑に落ちないと感じる医師も多かったという。

この2人は、決して若くはない。いわば、団塊の世代以前の生まれだという。他の地域医療を担う医師との違いは、「専門医」の生活が長かったというだけである。

この2人を見て、「社会は、身近な地域にも、専門医を求めるようになったのだろうか」と、感じた。

余談ではあるが、我々のようなプライマリーケア（1次医療）を担う医師からは、明らかに急性上気道炎（風邪症候群）と診断される72歳の女性が、微熱、喉の痛み、咳などを訴え来院し、どのような医師が診てもおかしくない処方をして、「2～3日は、安静にしてくださいね」と、帰したのだが、その足で総合病院の呼吸器科へ受診しなおし、呼吸器科の専門医により、CTスキャン、心エコーの検査を受け、「急性上気道炎ですね」と、告げられ、初めて安心して帰宅の途に就いたという。

この婦人は、よく風邪を引くと思い込んでいるようで、少ない月でも、1回から2回は、CTスキャン、MRI、エコーの検査を受けに総合病院を訪れているという。

（プライマリーケアのことを日本語では、1次診療と言う。1970年代末から1980年代にかけて、開業医は、プライマリーケア、すなわち1次診療を担当し、総合病院では、より専門的な診療を行うとして、2次診療を行う機関として行政より指定された。）

「専門開業医」による地域医療の解体

地域でプライマリーケアを行っている医師は、通常、咽喉頭部を視診で、胸部は聴診と打診で診察を行い、「確実に風邪ですね」と告げ、長年の経験で考案した処方を行うのが通例であるはず。しかし、いつの時点から歴史が変わったのかは不明であるが、5人に1人は、このような診療では不満で、「大きな病気があるのではないだろうか」と、不安を持ち、総合病院を訪れるという。

「専門医制度」が細分化され、縦割りとなり、横のつながりはほとんどなくなり、各専門医の単科となってしまった、今日の医療形態の落とし子であろうか。

もちろん、ほとんどの人たちは、かかりつけの医師を持っているのだが、診療科の細分化と、縄張り荒らしをしないことを美徳とする、現代の地域医療のはらむ大きな問題ではないか。

先に紹介したように、著者が開業した頃、当時の医師会長が、「先生の専門科に拘らずに、どんな患者でも、遠慮なく診てやってください」と言われた、地域医療の原点そのものが崩れつつあるのだろうか。

「風邪は、呼吸器科の専門医の領分であり、必ず、CTスキャン、心エコーを行う」などというのは、単科しか診れない先端医療機器を揃えた開業医の作り出した地域医療、あるいはプライマリーケア医療への挑戦なのだろうか。それとも、全くの無知なのだろうか。

あらゆる攻撃武器を備えた戦艦、航空母艦を操って、小川周辺に潜む無数のゲリラ部隊を攻撃しようとでもいうのであろうか。日本が誇るイージス艦は、大空に向けてしか迎撃はできない。小川に潜むゲリラ部隊には、ゲリラ部隊を攻撃する小火器しか役に立たない。

地域医療にあって、いかに数々の先端医療機器を揃えようとも、気心の知れた間柄にはなれない。「エッチな話」などしようものなら、「セクハラ」で訴えられるのが落ちであろう。プライマリーケアで十分治療可能な患者に、先端医療機器は必要ない。過剰診療となろう。同じ胸でありながら、心臓は診ることができても、肺については全くの無知。これが、本邦の専門医である。

このような医師は、地域医療の中に入るべきではない。大きな病院や医療機関で、人間の微々たる部分を診ておれば、事足りるであろう。ちなみに、先の彼女は、全く健康になり、孫のお守りとおさんどんで、休む暇もないとのことである。

第3章　地域医療のできる医者の選び方

自殺に追い込まれた「地域医療の神様」

医師の生きる世界は、大まかに分けて、臨床、基礎、行政と三者に分かれる。行政は、臨床医の医療を管理する側に立ち、時には、医師免許の取り消しにまで関与する。基礎医学系は、本邦が最も遅れており、その要因としては、基礎を選ぶ医師不足と研究費不足が大きな問題となっている。臨床系の研究は、即、実践に役立つものが多く、これに対して、基礎系の研究は、将来役に立つことがあるのか、役に立ったとしていつ役に立つのか、という点で不明瞭であると考えられ、予算的にもかなり厳しい中で行われているのが現状である。しかし、臨床医学は、これらの基礎医学系の研究なしでは、成り立たないということも明らかである。

未だ結論を得ていない、「C型肝炎訴訟」についても、基礎医学系の存在なしでは、全く進まないはずである。さらにさかのぼって、B型肝炎のワクチンを創りだし、劇症肝炎による死亡率を大幅に下げたのも、基礎系の医学研究の成果として認められている。

薬物も同じである。何年もの間、臨床的に効果が期待できるのか、できないのかが不明のまま、動物実験から始め、日の目を見るのは、ほんの一握りであるという。例えば、病理学についても、すでに死因の判明している疾患から死因不明の疾患まで、同じように所見が出され、臨床医の今後のためにＣＰＣ（臨床病理学検討会）として供覧される。

これに対して、行政職としての医師は、そのほとんどの業務を臨床医が、然るべき法のもとに、臨床行為を行っていることを監視・指導する立場にある。そのほとんどが、健康保険法に則って臨床が行われているかどうかの監視であり、確認である。日本人の特徴なのか、何も悪事を働いていなくても警察官を見ると、ある種、独特の恐れのような感じを抱く。これと似たのが、行政官に対してであろう。つい最近までは、行政官の一言によって、十数時間の指導のあとに、保険医を取り消され、これを苦にした医師が自殺したということもあった。

これは、著者の故郷での事件である。「地域医療の神様」と呼ぶに相応しい医師であった。彼は、無医地区に自らの人生を投じ、どのような患者であっても、どのような時間であっても、診療に勤しんだのである。医師が1人しかいない地区であれば、当然、診療報酬が高くなっても致し方ないと思われる。しかし、行政は、そのようには判断しなかった。高額な診療報酬を得ているということで、「個別指導」が行われた。1人で診療はもとより、事務・経理業務を行っておれば、漏れや誤りが出るのは致し方ないと思うのは、同業者ゆえの心情であろうか。

しかし、行政医務官は、診療録の記載漏れに始まり、ありとあらゆる漏れ、過剰請求と判断した内容（真偽のほどは不明である）について、厳格な指導を行ったという。その間、医務官は、彼の私的なことにまで、厳しく、激しく叱責したという。その結果、診療報酬の全面的返還となったという。長時間の指導という名の虐待に、心身共々疲弊した医師は、全てに関しての自信を喪失し、家族をも顧みることなく、黒部川の橋で自らの命を絶ったのである。この事件は、全国に知られることとなり、遂には、行政医務官のあり方が全国的に問題にされるようになった。以降、徐々ではあるが、個別指導を受けた医師は、数カ月間の落ち込みだけで済むようになっている。

地域医療の原点

このように、地域医療の原点は、無医地区の診療に始まり、医師の不足にも関わらずどんな病気であろうが、何科に属する疾患であろうが、様々な疾患に対しての対応を行う、地域に根ざした診療を行うことである。目前の患者に対して、「専門外であるから、よそへ行ってください」などと言うことは、許されない。自らの経験だけではなく、参考になる書籍を横に置いてでも、然るべき対応を行わなければならない。時には、携帯電話で遠くの先輩に指導を仰ぎながらの診療もある。

最近では、医師の少ないところほど、高度な先端医療機器を揃える傾向が出始めているが、これらの機械とて、1人で扱えるものではない。いかなる手法を用いても、もし、遠くに受け継いでくれる医療機関があれば、そこまでは十分に命を失わせることの無いように処置をしなければならない。然るべき薬が揃っていないときは、それに代わる薬での対応も迫られる。さらに、急患は、一度に1人とは限らない。1人の医師が、2人以上の患者を同時に診なければならないこともある。

しかし、行政医は、同時に2人以上の診療を診療として認めてはくれない。まして、道端での診療も、「然るべき診療にふさわしいところ」ではないので、診療とは認められない。外科的な処置であれば、「有資格者の合法的傷害」となり、内科的な処置であれば、「有資格者であっても、然るべき届け出をされた診療所」ではないため、全てが奉仕になるか、刑事訴訟法により拘置されることになる。

著者も、山中のワインディングロードで（いわゆる峠道）、正面衝突したオートバイのライダーが、3箇所の骨折と動脈よりの出血に出くわしたため、片方では、救急車の依頼、もう片方では、動脈の結札などの止血を含め、骨折部分の応急処置をしたことがある。終わったところへ、白バイ隊が到着した。隊員が、「こんなところで走りやがるから、こんなことになるんだ。お前たち全てを逮捕する」と、片手に手錠を持ち、著者を突き飛ばしたのである。10m以上も飛んで行ったであろうか。訓練を受けた白バイ隊員の突き飛ばしは、うまいとしか言いようのないくらい、著者の腕は、肩関節が脱臼し、ブラブラになっていた。

「私は、偶然通りかかった医師だが、ただ応急処置をして、なぜこのような目にあわなければならないのか」と、問いただしたところ、「黙れ！」と怒鳴るや、目にもとまらない速さで脱臼を治し、猛スピードで走り去って行ったのである（そのときの白バイ隊員の名前は、忘れようと思っても、忘れられないくらいに悔しい思いをした）。

結果的に見ると、著者のこのような行為も、医療行為としては認められないようである。ほとんどの骨折部分は、簡単な手術で補強すれば事足りるくらいに整骨したのだが、誰からもなしのつぶてであった。米国であれば、あり得ない話であるという。米国の友人医師に話したところ、「それだけの処置をして、さらに、警官からそれほどの仕打ちを受けたのであれば、10年以上は働かないでも良いくらいの報酬がもらえるぞ」ということであった。

著者は、全ての成りゆきを調べ、然るべき役所に一応、届け出と報酬を請求したが、先のごとく、全くのなしのつぶてであった。保険会社も不明、行政も管轄外、まして所轄警察では、

「そのような事実はなかった」と、門前払いであった。

本邦では、然るべき役所へ届け出た場所で行われるのが診療であり、報酬が支払われるのであるが、一歩、外へ出れば、診療とは無関係な、私的な行動となる。

精神科で走り回る子どもたちの治療には、どうしても診療所内では狭すぎる。そのため、外に出ることが多いのだが、これも診療としては認められないようだ。

一度に3人の患者の創傷を処置して、診療請求をしたため、「不正診療報酬請求」として、行政医務官から処罰と診療報酬の返還を強制された、黒部川で命を絶った医師の無念な気持ちは、未だに無念のままである。行政のトップは、「無医地区への配慮を行うように」と、声ばかり大きく張り上げているが、本邦において、本格的な地域医療を行おうと考える医師は、減る一方であろう。まして、無医地区への赴任に命をかけて、無意味な死に様を見せる医師も到底、期待できないであろう。

医者と患者の変貌

一時、どのような病気であっても、即、総合病院を訪れる傾向が流行した。膝を擦りむいても、月経痛（生理痛）が著しくても、極端な場合、明らかに原因のわかっている食中毒による下痢や嘔吐でも、鼻風邪でも、市販の鎮痛剤で治る頭痛であっても、枚挙に暇《いとま》が無いくらい軽微な疾患で、総合病院を訪れることが当たり前となっていた。3時間待って、3分の診療ではなく、4時間待って、1分の診療であった。プライマリーケア医が、プライマリーケアを忘れ、専門医として開業した時期である。元○○病院の小児科部長の開業、元××病院の泌尿器科部長の開業、元△△病院の循環器科部長の開業などは、先輩開業医の待合室に閑古鳥が鳴いているのを尻目に、総合病院と同じように待合室は満員で、4時間待って、1分間の診療を行っていた。

いかに、元○○病院の部長であっても、開業すれば待合室も狭く、先端医療機器を揃えるにも限度があることが患者のほうに伝わっていくのに、さほど時間はかからなかった。そして、開業医となってしばらくたつ頃には、先端医療機器も中古品となり、すでに、先端ではなくなっていた。その反面、超高価な先端医療機器「PET—CT」（ポジトロン・エミッション・トモグラフィ—コンピュータ・トモグラフィ）を採用した医療機関が出現するに至っては、競える相手ではなくなっていた。このPET—CTは、全身をくまなく詳細に検査のできる機器で、微細な悪性腫瘍でも見つけることができるという。本邦で初めて採用した関西の病院へ、全国の医療機関から検査依頼があったくらいである。

これによって、開業医の持てる先端医療機器は、いかにあがいても、聴診器以下に成り下がったのである。元○○病院の部長であっても、患者の目からは、プライマリーケアを行う医師として見えるようになっていた。

しかし、元部長先生は、一度、覚えた専門医意識は容易には転換することができず、今もなお、「専門医」としてしか患者を迎えることができず、地域医療を担うプライマリーケア医としても自覚を持つことが困難であり、専門医としても不十分な医師とならざるを得なくなっている。

医師を選択するのは、患者であることは言うまでもない。総合病院指向に向かっていた患者は、風邪で4時間待つより、家族全員のことまで承知している、以前からのかかりつけの医師のもとへ戻って行ったのである。また、かかりつけの医師を持たないいくつかの疾患を持った患者たちは、それぞれの「専門医」のところへ通うようになったようである。

結果は、言うまでもなく、1日1500人の外来患者を受けていた総合病院では、にわか仕込みの医師ばかりであったため、医療事故、医療過誤の連続となり、遂には、1日500人程度に落ち込む結果となってしまった。このような状況を立て直すために、以前、入院や通院したことのある患者に、職員の手書きの「見舞い葉書」を出して、「お元気でしょうか。いつも皆で病院にいらしたときのことを思い出し、心配しております。また、何かありましたら、いつでもいらしてください」との挨拶状が、定期的に送り届けられるようになっている。

病院では、患者を呼ぶときに「〇〇様、〇番の診察室へお入りください」と、突然、「様」となり、通常の会話では、「患者」と呼んでいたのが、「患者様」と呼ぶようになり、呼ばれたほうが、照れくさく感じるようになったという。しかし、どれだけ丁寧な言葉を使おうが、これまで、患者を事務的に扱ってきた総合病院の職員の心までは、変えられるものではなかった。むしろ、わざとらしささえ感じたという。

総合病院の寄せ集めの医者たち

しかし、地域の総合病院といえば、開業医が手に負えなくなった患者を依頼される、いわば、高度医療技術を求められるところである。そのような、高度な医療を求められる総合病院に勤務する医師は、ほとんどが寄せ集めの研修医を終えたばかりの「部長先生」である。毎月、著者ら開業医に送られてくる外来担当医、専門医の名前は変わっている。時には、「今月からは、消化器科の専門医が不在になりましたので、当分の間、消化器疾患はお受けかねます」とか、「今月は、内分泌科の専門医が不在になりますので、内分泌疾患の患者様は、お引き受けできません」と、付記されてくることも恒例になっている。今日の医師不足という現状は、周知のことだが、地域にとって、最後の頼みの綱の総合病院に専門医が不在であるなど、恥さらしも甚だしいと感じざるを得ない。

著者の開業している周辺地域には、3〜4の総合病院がある。しかし、各病院とも、全て歯抜けの状態である。プライマリーケアは、我々が担うとして、セカンダリーケア、救急診療、先端医療機器の必要な診断困難な疾患、一度に数人の医師を必要とする手術などは、一体、どこの誰が引き受けてくれるのであろうか。設立当初には、「地域の基幹病院としての重責を担うために設立に踏み込んだ」とか、「この地域は、あまりにも医療レベルが貧困である。総合病院を設立することにより、根幹から医療レベルの立て直しをする」と豪語してやまなかった人たちは、一体、このような状況の責任をどのように取るのであろうか。

セカンダリーケア、救急医療、先端医療機器の必要な患者たちは、あっさりと、救急車で著者らのところへ返されてくる。「基幹病院としての重責」は、「医療レベルの立て直し」は、どのようになったのであろうか。

おまけに、新聞の1面を占拠するような事件は、一つや二つではない。さらに、「開業医の先生方に、交代でかまわないので、病院の救急診療を援助してほしい」などと、恥の上塗りまで行っている。開業医は、午前・午後と診療を行っており、夜も遅ければ11時を過ぎることも稀ではない。慢性的な人手不足に、苦慮している開業医も少なくない。これに対して、基幹病院と称する総合病院の職員数たるや、あり余るくらいであるという。このような矛盾の中で、地域に根ざした診療を行っている開業医と、飽きてしまったら退職する総合病院の医師たちとの意識の開きは、言語に絶する状況である。

さまよえる患者たち

患者たちは、最も正確に、冷静に、現実を観ている。行政指導によれば、1日150名の患者を診療してきた著者は、これを半分にしても多すぎるという。結果は明らかで、初診での診療待ちが2年を超えてしまっている。「いつ診てもらえるのか?」という電話の回数は、いまさら数えるまでもない。このような状況を尻目に、20～30人で午前中のみの診療をしてきた総合病院の医師たちは、いとも簡単に引き上げてしまい、総合病院に通院中の患者たちは、行き場所もなく、著者らのところに紹介状を持って訪れるが、2年待ちの患者をかかえながら、「総合病院からの紹介状を持っている!」という理由だけでは、おいそれとは、受け入れるわけにはいかないのである。

このような状況の中で、さ迷い歩かざるを得ないのが患者である。世は弱者を生み出し、弱者の上に立って成り立っているのであろうか。医師法、健康保険法では、国内での「割引診療」「ボランティア診療」などは、医師免許を剥奪される覚悟がないと不可能である。「行列の出来るラーメン屋」診療も、禁止されている。それでも、患者を診療したいという場合は、国民皆保険の日本にあっても、「自由診療」（健康保険を使わない自費での診療）の道しかない。「自由診療」であれば、薬代だけでも1万円は下らない。日本人は、もとより、目に見えるものにしか支払いを行わない習慣の持ち主であるため、薬剤の説明料を支払っても、心理療法や精神療法に価値を見出せない。多額の支払いを請求されたら、むしろ、「話を聴いてもらっただけで」、「私の話に少しの助言をしてくれただけで」、「なぜ、お金を支払わなければならないのか」ということになることは必至であろう。

30年の経験と習得した精神療法には、何らの見える形がないので、お金を支払うことそのものに疑問を感じられるであろう。国民皆保険の弊害でもあり、国家がモノ第一主義の医療政策を進めてきた結果でもある。著者の場合、欧米で精神療法を行った場合は、50分で3万円から5万円程度の支払いを受ける。しかし、日本では、どれだけの時間を費やしても、350 0円であり、これでも高いと評価されている。もちろん、他の診療科では、どれだけの時間を費やして説明をしても、一切の支払いを受けることはない。

結論的に言うならば、自由診療で高額の精神療法料金を支払うくらいなら、うつ病を例に取ると、死んだほうがましということになる。弁護料などは、内容により、その質を落とさないために最低料金を決めているが、医療機関における「説明料」や「精神療法」などは、患者にとっては、致し方のない支払いのようである。「1時間しか話していないのに、350円も支払わされるのなら、薬だけで十分」として、一時、無診療処方が横行した。これを先頭に立って行ったのは、大学病院であり、総合病院である。

最近の医師は、説明の仕方を先輩から習おうとしない。精神療法においても、同じように先輩から学んだり、資格検定を与えたりする専門機関で習得する精神科医はほとんど見られない。そうなれば、医師―患者も、どっちもどっちということか。現状は、このような悲惨な状況である。

ここで、国家の行政を司る人たちに一言、「患者は一体、どのようにしたらよいのであろうか？　患者という弱者は、そのまま死ねとでも言うのであろうか」。

うつ病の激増に伴い、今回の法改正によって、「うつ病」の疑いのある患者を然るべき診療科（精神科や心療内科）へ紹介すると、高額な紹介料を請求できることになった。しかし、紹介される側の現実を、国家は考えているのだろうか。次から次へと、公的総合病院の精神科・心療内科が閉鎖されるという現実の中で、精神科・心療内科の開業医は、診療を行う人数が制限されているという現実の中で、今にも自殺を実行しようと考えている人たちは、どこへ行けというのであろうか。

心身とも疲弊する開業医

眼科・耳鼻咽喉科では、1日200人は常識的人数であるという。朝6時から受付整理券が配られ、8時頃から診療が始まり、延々と夜中まで続くという。「名医ゆえの責務であり、それなりの報酬が入るではないか」と、言ってしまえばそれまでであるが、好き好んで過酷な業務に挑んでいるとはとても考えられない。

医師は、休まない。勝手に突然休めば、全ての患者に迷惑がかかるということを知っているからである。片手に、点滴を打ちながら診療を行うことも稀ではない。40度の熱を出して診療するのも、当然となっている。このような医師の状況を知っていても、患者は遠慮なくやって来るのが現実である。

心・身体とも疲弊してきている開業医に、経済的にも疲弊するような行政を行っている厚生労働省の大臣始め、新聞やマスコミに大々的に出てくる問題解決というパフォーマンスに終始しておれば、いつしか、全てに疲弊した開業医は、地域医療から逃げ出し、サラリーマン化していくことは、火を見るより明らかである。

目立つパフォーマンスを行う大臣方々は、声の大きさで庶民を黙らせているようにしか思えない。C型ウイルス肝炎訴訟を丸くおさめた大臣様は、地域医療に対して、「開業医は、暇が多すぎる。恵まれすぎている。24時間にわたって患者を診る義務がある」。さらに、「その間には、患者の看取りも行うべきである」と、公言している。

いつしか、開業医は、地域医療から逃げ出して、サラリーマンとして働くようになる時代も近いのではないか。

このような状況の中で、再度、「患者は、一体、どこへ行けばよいのだろう。誰を頼りにすればよいのであろう」と問いたい。この答えは、往時のように容易に出てきた時代から、答えの出ない社会になるであろう。

医師は、その本質はもとより、地域医療という言葉さえ忘れ、新たな専門医としての地域の医師となり、患者はこの専門に合わせて、いくつかの診療所をかけ持ちするようになってしまっている。

家族全員が世話になった地域医療を担う医師たちは、すでに歴史から消えようとしている。

今は、「昔の開業医」が聴診器を片手に胸部の診察をすれば、「呼吸器科の専門医でもないのに」と言われ、お腹の触診をすれば、「消化器科の専門医でもないのに」と言われる時代になっている。まして、心療内科医が、呼吸器心身症といわれるCOPD（慢性閉塞性肺疾患）に対して、禁煙指導と共に精神療法を行えば、「呼吸器科の専門医の行う治療とは異なる」として、非難を受けることは必至であろう。おそらく、呼吸器科の専門医は、「禁煙指導」が最もCOPDに効果的であると考えているからである。

ストレス由来の喫煙などは、問題にもされないであろう。心療内科医が、禁煙指導を行う場合、患者のストレス状況の把握から始めると同時に、習慣性からの離脱指導を行う。喫煙習慣を持つ人たちは、容易には喫煙を止めることができない。「昔の開業医」であれば、「家族揃って、禁煙するようにしましょうや。家の中には、タバコを置かないようにして、蛍族にすることですね。外へ出かけても、最初だけ喫煙所での喫煙を黙認するようにしながら」など、いろいろ、家族揃ってできるような方法を考え、助言してくれていたはずである。

専門医の、「今日から、喫煙を止めなさい。死期を早めるだけだから」という指導とは、若干異なることは、明らかではないか。しかし、患者は、どちらの医師を選ぶのか、不明な時代を過ごすことになろう。長い時間をかけて、確実な禁煙を実行されるような医師を選ぶのか、短時間に「止めなさい」と、禁煙を絶対的前提とされる医師を選ぶのか。

いずれにしても、これからの時代は、一時期は「昔の開業医」と「専門医」の共存の時代を経て、将来的には、地域に住む専門医の時代へと変わっていくであろう。患者は、いくつかの専門医を回り歩く時代になることは、確実である。

どこへ行っても女医さんばかり

先述したように、厚生労働省の発表によれば、現在、20歳代の医師の70％が女性であるという。そして、研修医を終えたら、次から次へと地域の総合病院へ派遣する予定であるともいう。著者は、決して、男性・女性の差別主義者ではない。ただ、この「女医の時代」の中で、現実的に起こっている問題を述べていくことにする。

地域医療の立場から言うならば、女性ばかりではなく、結婚された相手方も医師であると何かと都合が良い。

夫は40代後半の耳鼻咽喉科医、妻は40代前半の眼科医。子どもたちは、それぞれ中学生や高校生になっている。夫婦とも地域には、無くてはならない医師となっている。特に、この二つの専門科については、一般の開業医では、致し方のないことも多々見受けられるゆえであろう。例えば、膀胱炎が疑われた場合、おおむね、患者の訴えと尿検査一般で何らかの所見が出るため、抗菌剤の処方で事足りるのである。しかし、最近のストレス社会で激増傾向にある緑内障となると、優しく対応してもらえる眼科の専門医の存在は、なくてはならないのである。さらに、往々にしてこのような患者は、本邦だけで流行している、いわゆる、「花粉症（国際的には、アレルギー性鼻炎とは、区別されている）」を合併していることが多い。耳鼻咽喉科の医師が、同じ屋根の下で対応してくれれば、患者としては、願ったり叶ったりとなろう。

また、女性同士の開業においても、比較的、「ツーカー」で、通じ合っていることが多い。先の夫婦と同様に、あえて、この2人のプライヴァシーをほじくることも必要がない。著者の知人で、院長が精神科・神経科を専門とし、副院長が内科一般を行っている開業医がいる。全く性格の異なる女性2人ではあるが、少々のグチの言い合いはあっても、大過なく20年以上、地域医療に貢献していると聞く。

女性ゆえの問題を抱えながら、開業している外科医がいる。もともとは循環器外科の専門医であった。しかし、彼女には、著しい月経困難症があった。彼女自身も、自らの状態には気付いていたが、研修医を終え、2年間総合病院の循環器外科へ初期赴任として就職した。しかし、手術のたびごとに著しい月経痛に襲われ、介助はもとより、見学さえままならなかった。先輩は、何度かホルモン療法を受けるように助言したのだが、根っからの薬嫌いであったため、強硬にこれを拒否し、「自力で治す」と反論していた。「自力で治す」といっても、方法も無く、部長からの業務命令で服薬治療を受けざるを得なくなった。このホルモン療法は、かなりの空腹を伴うため、彼女の体重はどんどん増加していった。「絶対に太りたくない」と、1カ月の服薬で、治療を中断してしまったのである。再び同じように、月経痛に悩まされ、手術はもとより、外来診療も外されてしまったのである。

外科系の医師にとって、手術室に入ることができないというのは、全く業務ができないことを意味していたことは、言うまでもない。彼女は、1年半の在職で地域医療への転向を考え、開業することにした。開業後も、月に数日の月経痛は止むことなく、結局、数日は休診にしていた。しかし、患者は、彼女の月経の日まで考えて来診することは無いので、突然の休診にとまどうことも多くなっていた。1人減り、2人減りと、数カ月の間に1日の平均来診患者は、10名を下回るようになっていた。厳しい表現を使うなら、自己の健康管理さえできない医師は、代理の利かない開業医には向かないといえよう。それでも、服薬をしないで再度、勤務医に転向したのだが、結果は同じで、職員の健康管理をする「健康管理課」に配属されたのである。

優しいが「感情的」な女医

女性には、女性にしかない特徴を備えていることは、周知のことである。女性ゆえの母性性で、患者をゆったりさせる能力も持ち合わせている。特に、現代であれば、女性ゆえの理知的な側面も持ち合わせている。反面、女性ゆえの、情動の不安定さを持ち合わせている医師もいる。感情的になると、本来の道から外れてしまうような行動をとることも、よく知られている。

また、本邦では、女性には、「泣く」という特権的な自己表現が許されている。行き詰ったときなどは、この表現が許されることが多い。また、女性には、感情的になれるという特権も許されているようだ。もちろん、男女平等を徹底している欧米では見られないか、あるいは、感情的にさせた男性が批判されることになる。男性は、謝るのみである。本邦は、未だ欧米の域まで達していないため、感情をあらわにして、患者にぶつけることも許されている。患者は、弱きものとして、彼女を感情的にさせたことに対し、謝意を示すのみである。「女医さんだから、仕方がない」と、いかに患者側に正当性があろうが、患者の側から女性医師に対して抗議をすることは許されない。まして、患者が男性であり、冗談とも取れる性的な発言なり質問でもしようものなら、「セクハラで訴えるからね！」と、ピシャリと跳ね返されるのが落ちである。

もちろん、全ての女性医師がこのようであると評価するほうが、むしろ、セクハラ的発想であろう。どのような、患者の態度や訴えに対しても、落ち着いて対応する女性医師のほうが多く存在する。先に挙げた悪しき例は、男性が弱者となっている今日であるゆえの、ほんの一握りの女性医師の態度かもしれない。男性が、優位性を保てなくなっている今日、女性の強さが、より強く感じるようになっていることも推測される。従前は、男性優位の社会であった医師の世界が、一転して、女性優位になってしまったのであるゆえ、この現実を直視して、流れに逆らわないようにすべきであろう。

本邦においても、欧米に模範を見るなら、医学医療の歴史の流れは、外科優位から内科優位となりつつあるはずである。言い換えるなら、腕力・力仕事の外科手術志向から、心身医学理論を基礎とした内科治療志向に転換しつつある。女性医師であろうが、男性医師であろうが、同等に医療を行える時代へと変わりつつある今日において、女性医師の増加は、むしろ、自然の摂理として受けとめるべきであろう。女性には、男性の持ち合わせない、「優しさ」や「母性性」がある。この特徴を臨床に適応すれば、鬼に金棒であろう。医療の社会は、確実に女性の社会へと転換しているのであるから。

追加ではあるが、米国では、外科の専門医の就業場所が激減しているという。何故なら、外科医は、長時間にわたる、体力の必要な、しかも男性にしかできないような筋肉労働である。癌手術専門の外科医もまた、必要がなくなっているという。癌治療の主流は、すでに内科医の手に移っているという現実を表している。このことは、女性、男性を問わず、同じように癌の治療が可能になっているということであろう。癌治療に関しては、本邦の数十年分の進歩があると思われる。

逆説的に見れば、本邦における女性医師の激増は、米国の水準に近づきつつあるということを示唆しているのであろうか。いずれにしても、女性医師の医学界進出は、少なくとも患者にとっては、歓迎すべき現象である。

地域医療を敬遠する女医

しかし、諸手《もろて》を挙げて、女性医師の激増を評価できるのであろうか。答えは、「ノー」である。基礎的な勉強については、彼女らに勝てる男性医師はいないと断定できよう。専門的な知識においても、もちろん、彼女らに及ぶ男性医師はいないだろう。決定的問題は、彼女らが、地域医療を選択することがほとんどないということである。患者の家族とともに、生涯、付き合っていくという意志は、全くみられない。

いまさら、厚生労働省の調査結果を引用するまでもなく、女性医師の中で地域医療に生涯を捧げようとするのは、結婚した夫が開業したため、致し方なく同調した女性たちだけである。中には、医師である夫が開業しても、妻である女性医師は、都市の総合病院勤務を続けるか、あるいは、大学病院勤務を続けることのほうが、圧倒的に多いという統計結果が出ている。女性医師の場合、男性医師より、専門医への拘りが強いという。この傾向は、20年前よりおおむね2倍になっている。

結局のところ、欧米並みに女性医師が増えたとしても、地域医療を担う医師は、増加しないことになる。「百聞は一見にしかず」で、一度、都市圏の総合病院、あるいは大学病院の中を歩いてみればよい。首に聴診器を巻きつけた女性医師ばかりである。

女性医師の増加によって、本邦の医学的な水準は上昇するかもしれないが、決して、地域医療が充実することを意味しているわけではない。さらに、不可思議なことに、これだけ勉強熱心な女性医師が増加していると言われる医学界であっても、「基礎系」の研究室は、依然として閑古鳥が鳴いているという。派手な女性臨床医は、激増しているものの、地味な基礎医学系研究室を選ぶ女性は、ほとんどいないということか。

著者は、先輩医師の計らいで、基礎医学系研究室に数年在籍したことがある。決して、大学院生としてではなく、いわば、「もぐり」で研究室に置いていただいたのである。日課といえば、朝から夜遅くまで1日中、顕微鏡を覗き込んで、視野に見える組織を色鉛筆で書き取るだけであった（今日のように、カメラ付きの顕微鏡は、高価であったため、然るべき立場の先生方しか使用が許されず、著者などは、片目の顕微鏡を与えられただけであった）。毎日、毎日、顕微鏡との付き合いであるので、実際に話すヒトといえば、たまに訪れる先輩か、気まぐれな教授だけであり、トータルしても5分と話すことはなかった。それでも、珍しい細胞や組織が観られたときは、先輩から「よく見つけたな」と、一言、お褒めの言葉をいただくのが楽しみであった。

いずれの大学でも、基礎医学研究室は、臨床と異なり、ほとんどの予算が研究に回されていたため、著者のような居候のいるところには、エアコンなどはなかった。それが、当たり前の生活環境であると思っていた。今日でも、研究費を集めるのは、教授の最も重要な仕事であるという。

さらに、今日なお、基礎医学研究室は、研究助手の女性数人を除けば、男性ばかりの館であるという。結局のところ、女性医師が、激増している今日においても、基礎医学系研究室には、女性医師の姿は見つからなかった。やはり、マスコミでも言われているように、基礎医学系研究室を選ぶ医師は、ほとんど観られなかった。

願わくば、臨床医の派手さばかりを求めず、地味であろうが基礎医学を専攻し、それを踏み台にして地域へと飛び立たれんことを望む次第である。しかし、著者の願いは、叶わぬのが現状である。どこへ行っても、地域医療を担う医師は、増えようがないのだろうか。

第4章　都市に集まる若い医者とその変貌

医師の将来の選択肢

「世の中が不景気になると、医師を始めとして、比較的容易に国家資格の与えられる職業を選ぶ学生が増えてくる」という。文部科学省を、数年後に退職する予定の役人の話である。彼は、50歳初頭で退職し、60歳まではいわゆる「天下り先」を順に回るという。日本では、最高学府の経済学部出身者である。彼が言うには、「早く退職し、天下り先を転々としておれば、大体3～5億円の退職金を得られる」と。

このような、いわゆる官僚の世界へ入るほどの成績に達しないゆえに、医師免許を得て、手に職を持った「技術者」の道を選ぶ医師が増えている。従前の国立系の医療機関においては、事務職は、「事務官」となり、転勤を繰り返すごとに昇進していくのに対して、医師は、「技官」として採用され、どのようにあがいても係長止まりである。医長や部長と呼ばれてはいるが、対外的な肩書きとしてあるだけで、法的には係長という労働組合員であり、決して管理職ではない。管理職となれるのは、総合医療機関の責任者、すなわち院長クラスが、唯一課長待遇で管理職となれる。しかも、定年間際に昇進することが多い。それでも、一度、院長経験者となると、多くの民間病院からは、高収入で引っ張り凧になる。老後の安泰策である。

しかし、現実的には、よほど田舎の公立総合病院でない限り、都会の総合病院の院長職は、大学での教授選に敗れた医師の引き受け先となっている。それゆえ、年功序列で順次、院長職に選ばれるのを待っていても、めったに回ってくることは無い。そのため、ほとんどの公立総合病院の医長や部長クラスの医師たちは、公立ゆえの退職金や年金が、通常の民間施設とは比較にならないほど高額であることを知っているため、長期間、何らの発言権のない部長職や医長職に甘んじていることもある。

また、仮に、短期間であっても、国公立の総合病院に部長や医長として在籍していたとなると、開業するときの資金調達が、かなり有利になる。金融機関の財布の紐が緩みやすくなり、利率も特別となることが多い。同時に、在籍中の患者を、こぞって新規に開業した診療所に通院するように伝えれば、多額の宣伝費用も不要となる。道を歩いていて、看板の多い診療所ほど、履歴に「売り物」がないことが判明する。ここまでは、都市であれ、田舎であれ、同じである。

大都市へ集中する医師たち

最近のマスコミによれば、医師たちは、都市に集中する傾向が著しいと報道している。報道の中には、幾多の理由が観られるが、報道の批判によっても都市集中傾向に変化がみられないところから考えると、おそらく、マスコミの指摘するところに、的外れの部分が多いということかもしれない。

「何ゆえ、最近の医師たちは、都市へ集中する傾向があるのか」という疑問に迫る前に、過去の医師過剰時代と今日の医師不足時代とは、医師のあらゆるところに違いが生じていることを考えるべきであろう。

誰しも人間であれば、生活を快適に行うために、多くの収入を得ようと目論むのは自然な現象であるが、20代の医師、あるいは研修医を終えた頃の医師の話題で最も多いのが、年収についてである。医師法ができてから、初めての現象ではないかと思われるくらいに、収入についての話題が多い。

しかし、過去の医師たちは、いずれかの大学の医局に所属し、その医局では、卒業年度により月収が明確に決められており、それ以上の副収入を得ようと望んでも、昼の担当業務、夜は各種の研究会や勉強会が夏休み以外、毎日計画され、抜け出すこともできなかった。休日も同様に、交代制が組まれており、同じ卒業年度の医師は、全て同じ収入であった。

具体的に挙げるなら、月曜日は大学での処置係、火曜日から水曜日にかけては、アルバイト先での勤務、木曜日の昼は教授の診療への陪席、夜は教授主催の研究会、金曜日の昼は病棟処置係、夜は助教授主催の研究会、土曜日の午前中は初診医師への陪席、午後はいくつかのグループに分かれての勉強会（例えば、フランス語会話、ドイツ語会話教室や英会話教室など）が行われていた。このような研究会などと並行して、他の実験グループの検討会が行われ、アルバイトに行くために、これらに参加できない場合は、参加した同輩や先輩に質問に行くのが恒例であった。

所属する医局より、独立して赴任するように命じられるまでは、同様の生活が続いたのである。研修医を終えたばかりの、初期赴任という2年間程度の赴任時は、昼間の大学での担当業務がないだけで、夜の研究会などは、従来と同じように参加していた。

今日では、研修を受けるべく研修医の期間を、いずれの医療機関で受けても良いとなっており、カリキュラムの厳しい研修指定病院で研修医を終えた医師と、比較的楽な研修指定病院で研修を受けた医師とでは、力量において、大きな違いが観られるのは致し方のないことであろうか。

大きな都市のように、大量の研修医の集まる研修指定病院では、1人が行う研修においてもかなりの開きがあり、比較的、少ない負担で済むという。負担が少ない分だけ見学する機会が多く、責任を持たされる機会も少ないという。例えば、外来担当研修において仮に医療過誤を行い、患者に対して陳謝するときも、研修医は同席しても陳謝する必要がなく、「全ての責任は指導医にあるゆえ、謝るのは管理責任者である院長と指導医であるのは、当然である」という意識を持っているという。

大病院に集まる研修医

最も多く研修医の集まる、某病院での出来事である。外来研修を行っていた医師のところに、「頭痛が激しく、鎮痛剤も効果がないのです」という女性患者が回されてきた。研修医は、「鎮痛剤も効かないのだったら、別の方法で治療します」と、即刻、頸部にレーザーを照射し、神経を部分的に破壊する技法を採ったのである。レーザー照射された頸部には、3㎜程度の穴が開いたままで、2週間後、患者より「全く頭痛が取れないんです。それと、この首の穴を何とかしてもらえませんか」と、かなりの感情的な訴えがあったのである。

研修医は、即座に指導医に患者の経過を伝え、「私は、研修医ですから、あとは指導医の先生にお願いしておきます」と、さっさと、その場から出て行ったのである。驚いた指導医は、患者への対応を事務長に依頼して、院長に報告に行き、現在までの流れを伝えたのであった。

「実は、あの患者の頭痛は、精神的なストレスからのものであると診断されたので、内科の研修医としては、器質的頭痛か、精神的な頭痛かを見分けるためには、少し会話をすれば、容易に診断が付くであろうと思って彼女に回したのですが、私の考えが甘かったようです。彼女は、最初から器質的頭痛として診断し、私に許可もなくレーザー治療を行ってしまったのです。その結果が、今日のように患者の怒りを招いてしまったのです。レーザー照射の痕は、穴が開いたままで頭痛も治らず、女性として首に傷が残ったままですので、感情的になられたのでしょう」と。

院長は、「彼女は、患者に自分の間違いを謝ったのかね?」と、指導医に問いただしたが、指導医は、「彼女が言うには、研修医の自分には責任はないし、間違ったわけではないので、謝る必要はないと突っぱねてしまったのです」と、全身に汗をかきながら答えたのであった。

院長は、「まずは、君と彼女でその患者さんに、詳細に説明をして謝りなさい。2人で謝れば、患者さんもわかってくれるはずでしょう」と、伝えたのである。

即座に指導医は、研修医に院長の言葉を伝え、「謝りなさい。私も責任者として謝りますから」と言うと、彼女は、「どうして、謝る必要があるんですか。絶対に謝りませんからね。私は、医師としての信念を持って治療したのに、それに対して、文句を言う患者になぜ謝らなければならないのでしょうか。謝りたければ先生が、謝れば良いでしょう」と、指導医の勧めを突っぱねてしまったのである。その言葉が、あまりにも大きな声であったため、患者の耳にも聞こえてきた。

患者は、「実際に、レーザー治療を行った先生からの話をお聞きしたいのです。もし、誤診であれば、謝っていただければ、何も求めません。この傷跡を治していただければ、言うことはありませんので」と、指導医と研修医のいるところへ行き、申し述べたのである。指導医は、「誠に申し訳ございません。私共の誤診でございます。言葉では、何と言ってお詫びを申したらよいのかわかりませんが、傷に関しましては、責任を持って治療させていただきます」と、平身低頭で謝りの言葉を述べた。同席した研修医は、「馬鹿みたい。どうして謝らなければならないの。馬鹿丸出しよ。馬鹿同士、うまくやって頂戴ね」と、その場を去ろうとしたので、患者は、怒りが収まらないばかりか、火に油を注ぐ状態となった。

即刻、このことは事務長から院長に伝えられ、院長、事務長、指導医と患者との間での話し合いになったが、研修医は、その場には入らず、事務長に無理矢理、その場所に留め置かれる形となった。研修医以外、全てのスタッフが平身低頭で陳謝の言葉を述べている間も、研修医は、「こんな茶番劇は、耐えられないのよ」と、何度も退室しようとしたが、これがかえって患者の心を逆なでし、収まる話も収まらなくなってしまった。院長の判断で、「君は、退室して医局で待機していなさい」と、言われるや否や、研修医は、「今は、私の診察室でしょ、この場所は。出て行くのは、あなたらじゃないのですか。院長先生は、何か勘違いされていませんか。次の患者が待っているのですよ。いつまで、1人の変な患者に関わっているのですか。次の患者に、入ってもらいますよ」と、平然と院長をも叱責したのである。

研修医に関わっていた事務長は、数人の事務員を呼び寄せ、いかんともしがたい状況ばかり作り出す研修医を取り巻くようにして、その場から連れ出そうとしたが、頑として動かない研修医、平身低頭して謝る院長等の状況を見るに見かねて、患者の方から、「私が帰れば収まるようですから、失礼致します。ただ、次回からは、担当の先生を代えてください」と、病院を去ったのである。

彼女の頚部の痕跡は、形成外科医によって治療されたが、頭痛は、同じように存在したままであったため、他の医療機関を訪れ、数日で治まったという。全ての治療にかかった費用は、病院が負担することになったが、最後まで、かの研修医からの陳謝の言葉はなかったという。

この状況は、病院全体の職員の知ることとなったが、研修医は、平然と2年の研修を終えて、即刻、地方の都市で開業したという。しかし、それ以上の情報を得ることはできなかった。

いずれにしても、彼女のような研修医が、「事件」を起こしながらも、2年間の研修を終えることができ、そのまま開業までできたのは、大都市の大病院であったからではないだろうか。「旅の恥はかき捨て」を可能にできるのは、大都市ゆえのことであろう。いかに大病院であろうが、とても田舎の病院では、研修すら続けられなかったであろう。まして、彼女は、2年の研修を経て、開業したという。地域医療を担えるとも思えないのだが、現実に開業医をやっていることだけは確かなようだ。

大学病院を避ける研修医

もちろん、都市への集中化の理由は、このようなものだけではないはずである。

一つ、大きな疑問が残る。これほど、研修医の大都市集中が進んでいる割には、大学の医局は、職員として雇用できる最低限の人員しか確保できないところが多く、研修医の応募もきわめて少ない。実際に、大学人に確かめたところ、一方では、大学へ残り、研究活動を続ける医師が激減していること、他方では、研修医として応募してくる医師も激減しているという。その結果、数人の研修医も指導できないくらいに指導医職員が少なく、研究助手は、自らの研究もままならないとのことである。あまり人気のない教室などでは、助手の席さえ空席のままであるという。つい数年前までは、この研究助手の席を奪い合うのに苦労したのが、嘘のようであるともいう。

大学病院の主要スタッフたちも、先に紹介したように、同じように現状を把握している。「都市の総合病院は、研修医の申し込みが多い割に、大学への申し込みは少ない。教授会や准助講会（准教授・助教・講師会の略）などで、各科、足並みを揃えて研修医を受け入れるような体制作りをしているのに、計画倒れになるくらいに、研修の申し込みは少ない。応募してくるのは、数人の大学院生だけ」とのことである。

ある大学の教授は、「大学病院であれば、学生時代の延長として、出席日数も含めて計画的な、より高度な研修が求められるが、都市の総合病院であれば、研修医であっても、他の職員と同等に扱われる。経営者から見れば、言うなら、タダで使える医者だからね。それでいて、研修医にとっては、全く仕事に責任がないのであるから、居心地たるや、大学の比ではないだろう。違うのは、名札だけだからね。自由気ままに、研修医生活を謳歌できるからではないかね。よほどの研究熱心な研修医でない限り、大学には集まってくる時代ではないよ。もちろん、そのような研修医は、将来的に、大学での研究生活とか教官を目指しているよ。おまけに、大学病院にいると休日も少ないし、アルバイトにも出られないとなると、副収入がほとんどないから、最近の若い医師たちは、好んで貧乏生活など求めないと思うよ」と、分析する。

全てが、この教授の言うようではないにしても、かなりの点で同調せざるを得ないところがあるのは、医学医療を目指す医師としては、悲しむべき現状である。

もう一つ、都市の総合病院での研修には、大きなメリットが推測される。田舎の総合病院では、救急医療一つとっても、1次救急と2次救急が明確になっていないため、風邪やインフルエンザなどに始まり、小さな擦過傷など、本来なら、都会では夜間診療所などのプライマリーケア医で十分対応している患者から、心肺停止の患者に至るまで、ありとあらゆる患者が訪れる。そのため、興味のない患者に対しては、全く疎外労働としてしか感じない研修医も多くいるという。さらに、興味のある患者であっても、設備は古く、先端医療機器などは見られないし、スタッフのスキルは低いと判断し、とても田舎の総合病院などで、研修医生活を送る気になれないと訴える医師もいる。

もっと明確に、自分の意思を表明した研修医の中には、「都会へ行かないと、テレビ番組のERのような派手な医療は、学べないのではないですか。田舎病院の医者なんて、やっておれませんよ。ちゃんとした医師として働く限り、ちゃんとした機器が揃っていないと、立派な仕事はできませんからね。その点、都会の病院は、どこへ行っても何でも揃っていますし、皆、スキルも高いですから、自信が持てます」と、自分が何であるかを忘れてしまっているような、自分の置かれた現実をどのように把握しているのか、全く訳のわからないような発言をする研修医もいる。

大都市医療機関の本来の意味

著者は、以前にも述べたことであるが、「褒められて育った子どもたち」の実情を、まざまざと見せ付けられたような気がした。この研修医も、褒められて育ったがゆえに、大都市の医療機関の現実を、そのまま自らのスキルにまで同一化しているように感じられた。「ローマは、1日にして成らず」の真の意味を、教えて差し上げたいように思えた。

今日では、首都の大病院として存在する病院も、最初は、決して現在のような、華やかな様相を呈していたわけではなく、スタッフ一人ひとりが自分の使うメスを、何時間もかけて研ぐように、長い期間の労力、努力、政治力を駆使し、苦労に苦労を重ねた結果、首都の医療機関として恥ずかしくない病院として創り上げたという歴史があるのである。例を挙げれば、病んだ国賓や国会議員をも迎え入れることができるように、臨床各科はもとより、先端医療機器を備えた諸検査科に至るまで、最高の医学レベルを保ち続けるように創造したのは、とりもなおさず、先達の努力の結果であり、苦悩の結果であることを研修医たちは知るべきである。

さらに、首都にとどまらず、大都市の医療機関は、常に中都市、小都市の総合病院の鏡であり続けなければならない責務を持っている。時には、諸大学医学部へ教授として送り出し、医学部教授をスタッフとして迎え入れ、人事交流を行いながら水準を保ち続けていることを、研修医諸君は知っているのであろうか。また、後進に地位を譲り、自らは開業医として、地域医療に身を捧げている医師たちも少なくない。ゆとりある人員配置を行い、震災などがあれば、即日、医療派遣団を組めるようにもしてあると聞く。医療派遣団といえば、地域医療よりも広く、深い知識と技能が求められる。そのような総合的医療機関である病院が、都市型の施設である。

白衣を着て、廊下を歩いている医師の姿は、実に格好良さを感じる。大学を卒業したての研修医であっても、相当上位の医師に見えてくる。しかし、いざとなれば、その差は明々白々となることは、言うまでもない。患者の疾患の判断にとどまらず、社会性、経済性の差異も想像を絶するくらいであろう。

それにもかかわらず、今日の研修医は、身の程知らずというか、首都圏や大都市の医療機関を研修病院として選んでいる。彼らの日常は、いまさら言うまでもなく、内面的には、「パニック状態の毎日」であることは、想像するにたやすい。2年間の研修期間を経たとしても、何一つ、頭に残すだけのゆとりはなかったはずである。唯一、履歴に箔が付いただけであろう。何も研修できなかったら、残るは箔を使うだけである。二度と研修病院に戻ることはできないようなシステムになっていることも明らかである。放浪の旅が待っているだけである。

このような研修医生活を送った医師たちに、今日の医療を託されることもないであろうし、託すこともない。まして、地域医療を担ってもらうなど、無医地区でもあり得ないだろう。

放浪の旅に出る若い医師たち

一般に、研修医生活を終えると、ほぼ同時期に自らの将来を考えて、次の生活の場を決める。かつては、研修医として派遣された大学の医局、あるいは教室の指示により、初期赴任として数年間、臨床医としてのスキルアップに相応しい医療機関での生活を始めていた。
しかし、今日のように、自らの意思で自由に研修医療機関を決め、自らの思うがままの研修医生活を送る時代にあっては、第一義的に、臨床医としてのスキルアップのための赴任先を決めることは稀な状況となっている。そのため、研修医を終えたばかりの医師のうちでも、かなり多くの医師たちは、大都市での研修医生活を想い起こし、なるべく大きな都市の、大きな総合病院での勤務を希望するという。また、彼らにとって、勤務条件の良いところを選択するとのことである。

例えば、「呼吸器内科部長に空席ができてしまったので、医師免許さえあれば、部長職待遇で迎えたい」という、地方都市の総合病院の募集には、いの一番に飛びつくという。医師歴は同じでも、部長待遇となれば、収入は数倍に跳ね上がるからである。ちなみに、研修医を終えたばかりの医師の時給は、おおむね2万円であるという。その数倍の基本給に、部長手当が付くのであるから、著者には、想像もつかない年俸額になると思われる。しかし、研修医を終えたばかりの医師のできることといえば、かなりの限界があるはずである。それでも、10年～20年以上の臨床経験者と、同じような診療を行おうとするという。ある種の恐怖を感じる。

もちろん、研修医を終えたばかりの医師を、いつまでも部長職のままにしておくような医療の世界ではない。大学病院や他の総合病院で、専門医の人員にゆとりができれば、すぐにでも然るべき部長職となる医師を派遣し、研修医を終えたばかりの臨時部長は、解雇あるいは通常待遇となる。それを容易にするための時給制であり、1年契約となっている。

大都市を除いて、日本中が医師不足であるため、このような部長待遇を受けることのできる医療機関は、常に存在しており、これを転々と渡り歩く医師も少なくはないと言われる。

同じように、やはり大都市での就職ができず、地方の総合病院を渡り歩く医師もいるという。地方の小都市になると、慢性的な医師不足にあるために、それらの総合病院での部長待遇の期間も長くなる。病院側というより、市民が医師を求めているため、医師不足のままでは市の行政はもとより、市長の立場さえ危うくなることがあり得る。そのため、このような小都市であれば、「医師免許さえあれば、いつでも部長として高給で迎える」体制を作っている。

医師には、最高級の住宅が提供され、各科の部長は、高級車でのお迎え付きとなる。ちょうど、50年ぐらい前の医師の待遇であるという。詳細は明らかにはされていないが、給与は、50年前の民間病院勤務医の数倍はあるという。ちなみに、40～50年前の民間病院の勤務医の年収は、おおむね1500万円であった。また、給与に加えて、高級乗用車も付いてくるのには、疑問さえもたれない時代であった。今日では、いろいろな監視体制が行き届いているため、おそらく、その網の目をくぐるような形で、優遇されているものと推測される。

このように、目先の待遇に目を奪われ、スキルも上がらず、かえって、自分の医師人生の安売りをしている医師がいる反面、長期計画でさらに高給を得ている医師たちもいる。

大学病院教授らへの「礼金」

医師不足は、先にも紹介したように、大学病院においても同じである。大学病院での医師不足は、即、その大学のレベル評価にもつながるため、深刻さの根は深い。しかし、大学病院のレベルを保つためには、ただただ医師が集まれば事足りるとは言えない。然るべき研究を行い、どの程度の医学雑誌であれ、然るべき論文を掲載してもらわなければならない。ただ、この点においても、「〇〇大学医学雑誌」というものを、各大学の医学部で編纂しており、最も容易に、自分の論文が掲載される道がある。

本邦では、このような各大学の医学雑誌が、最も高く評価されるという不可思議な常識が横行している。「大学同士、お互いの立場を尊重する」ということから、高く評価するようになったという。数人で交代して論文を書き上げ、交代で筆頭著者兼研究者として、自分の属する教室の教授の認印をもらえば、確実に掲載されるという雑誌である。この雑誌に、何本かの論文を投稿し、掲載されれば、数年で講師、さらに助教、あるいは准教授となれるという筋書きである。

一度、この地位を獲得すれば、民間病院への出張指導や出張治療の道が約束される。民間病院は、病院の宣伝のために、医師のスキルや経歴などより肩書きを重んずるため、出張指導や出張診療の名の下に来てもらうという。簡単に表現すれば、医師のアルバイトを大歓迎して迎える。ここに至っては、医師不足の有無は、すでに無関係であり、然るべき肩書きのある医師であれば、誰でも来てほしいと言うくらいである。

このような、民間の裕福な病院が、然るべき肩書きの医師を招請するには、然るべき「礼金」が必要になる。この礼金の額を聞いて驚かない人はいないと思われる。少なくとも著者自身が、あまりの忙しさのために、診療の援助を依頼したとき請求された「礼金」の額は、時給10万円以上であった。とても、支払い続けることができなかったため、丁重にお断りしたという経験がある。彼の請求額の基準は、「時給10万円以上出ないと、生活が成り立たない」ということであった。さらに、条件が追加されており、「患者の診療は、1時間に1人か、2時間に1人が限度」ということであった。

著者は、精神科医ゆえ、初診時には、1時間は要するのが通例であったため、「1時間に1人」という彼の条件には、さほど抵抗はなかったのだが、彼は内科医であり、「初診であっても、10分程度の診療時間である」という。初診で10分であれば、再来患者は、一体どれだけの時間をかけるつもりであったのかは、あえて聞かなかった。しかも、援助可能時間は、1日に3時間であるという。著者としては、診療での忙しさを援助してもらうには、全く役には立たないと感じたので、当然、この条件にも同意できなかったからである。

しかし、彼の申し出た条件は、どこの大学へ聞いても同じである。大学人というのが、裕福な医療機関へアルバイトに出かけていることを知ったのである。ちなみに、彼の属している大学での年俸は、肩書きにより1000～1300万円であるという。大学人の出張指導や出張診療の名の下に行われているアルバイトに、それほどの価値があるのかどうかについては、千差万別であるゆえ、論議をする気にもなれない。

少なくとも、彼の念頭には、地域医療を担うなどという志向性など全く持ち合わせていないようであり、片や、地域医療を担う開業医にとっても、彼の条件を受け入れるほどのゆとりがあれば、医療機器を買い換えるなど、他の方面に資財を向けるであろう。それほど、彼の求めている報酬は、開業医にとって膨大な額であると思われる。

国立大学医師のアルバイト

著者の友人で、同じような肩書きであり、国立大学（今日では、独立法人）に属している医師がいる。彼が言うには、「アルバイトに関しては、最近は、国立大学が思ったより規制が緩く、私立の方が規制が厳しいんだよ。国立大学は、規制を厳しくすると、あっさり、肩書きを捨てて元准教授として、勤務先を探せば山ほどあるので、医師が去っていってしまう危険性があるんだ。国立の名誉にかけてでも、一定の水準を保たなければいけないと思っているらしい。だから、肩書きのある医師ほど、どれだけでもバイトに出られるんだよ。その点、私立の大学は、ぎりぎりの定員で水準を保っているから、1人でも抜けると、給料が安いせいもあって、なかなか次の医師が来ないのが現実のようだ。そこで、どっちにしても、バイトの行き先は、『○○大学××准教授御高診』というのが宣伝になるから、来てほしい、と言ってくる。民間の豊かな病院が標的になるんだ。患者は診なくてもいい、肩書きさえ持って来てくれればいいというところかな」と。

彼は、出張指導の名目で飛行機で移動し、週末金曜日から月曜日まで、しかも、毎週違う民間病院で「診療」を行い、火曜日から木曜日までは大学で勤務するか、その反対もあるという。出張先の病院からの報酬は、時給12万円、夜間手当20万円であるという。彼は、さらに付け加えて、「俺も毎週、地域医療に貢献しているのだからな」と言うが、ボッタクリもいいとこではないか。彼の行為が地域医療とすれば、世の人たちは、地域医療こそ一番儲かる仕事であると思うに違いない。患者負担が多くなる一方で、このようなボッタクリ医師が大学では税金をムダに使い、さらに、「地域医療に貢献している」などと言わせるのが、今日の大学医療の現実なのだろうか。

彼の大学での仕事は、学生相談室で相談に来るか来ないかわからない医学生を待ち、その間は茶飲み話に花を咲かせたり、テレビを視たりの毎日であるという。国立大学の教官たちは、ほとんどが同じような生活をしているという。全くの驚きであった。その上に一度、大学の肩書きを手に入れてからは、1本の論文も書いたことはないというのである。理由は、「最初は、教授の道を目指していたけど、一つしかない椅子に、将来、他人が座ることが決まれば、何も無理して頑張って研究なんかしても、何の得にもならないからな。それに、研究費も、ほとんどがその医師のところに行ってしまうから、ろくな研究もできないし。大学なんて、俺みたいなのが、ゴロゴロいるからな」ということであった。

世間では、医師不足と言われながら、現実には、働いていない医師が、ゴロゴロいることを初めて知ったのである。所属大学では、全く働かず、肩書きでボロ儲けのアルバイトに専念している医師が、国公立大学にいるとは、信じられない現実である。片方では、医師不足で閉院やむなしとなっている、地方の基幹総合病院が続出しているというニュースが、マスコミでは、日常茶飯事となっているのに、医師のモラルという前に、人間性さえ疑うのである。彼は、数年で定年退職を迎えるが、その退職金の額を聞くのも恐ろしいくらいであった。全てが、税金からの支出であるということは、言うまでもない。

彼は、定年後、開業するつもりであるというが、是非とも、それだけは、避けてほしいものである。患者を食い物にする医師になることは、想像するのにさほど困難なことではない。それでいて、「地域医療に貢献する」「今日の地域医療を改革する」と、豪語するなど、とんでもない存在である。

片方で地域の患者と共に、病をわかち合う貧乏医師がいれば、片方ではこの患者を食い物にして、豪勢な生活をしている医師もいるのである。彼の開業後の計画は、「確実に健康保険から認められている難病で、かなり高額な医療費のかかる患者を、1日20人も診れば、かなりの生活が保証されるし、感謝はされるし、おまけに、往診料は取り放題だし、これほどうまい話はないよ」というのである。著者は、そのような点については無知すぎるのか、最後まで、彼の考えを理解することはできなかった。しかし、彼のような医師が、地域医療を解体していくのであろうということだけは、確信できた。

(誤解を招かないように一言。著者の付き合いのある大学病院勤務の医師のほとんどは、研究費の少ない中で、研究と診療に専念し、毎週1日は、安い講師料にも関わらず、自らの哲学・心理学を教えるために、医学部以外の大学へ講義に出かけている貧乏医者ばかりである。役得といえば、1冊1500円程度の本を出版し、3％の印税が入るくらいである。)

開業医は高収入か?

もう一つは、「開業、すなわち高収入」という幻想を持って医師になる人たちがいる。彼らが思春期を迎えた頃には、すでにこのようなことは、現実の社会からは消失していたことを知っているはずだが、依然として、「開業さえすれば、高額所得者になれる」と、信じて疑わない医師たちが存在する。

今日の開業医は、あらゆる医療行為に対する保険点数の引き下げにより、かなりの窮地に追い込まれている。例えてみれば、患者に対して疾患についての説明の義務はあっても、報酬はない。長い時間をかけて、詳細な説明を行っても、1、2分間で病名を告げ、処方して診療を終えたとしても、報酬は、全く同じである。本来、長年の読映訓練を要するCTスキャンにおいて、初めて読映し、診断を試みる研修医を終えたばかりの医師の説明であろうが、10年以上の読映を行ってきた医師の説明であっても、同じであるばかりか、診断料そのものまで低く抑えられてきている。

最近、脚光を浴びてきているPET―CTについても、未だ「本邦では新しい」ということで、若干の高額の診断料が認められてはいるが、このような高価な先端医療機器を購入した経費を保証する前に、診断料は極端に低くなるのは、火を見るより明らかであろう。日本中を見て回っても、PET—CTを導入して5年以上という医療機関は、まずないであろう。当然ながら、この機器に習熟している医師は、特別に海外留学中に学ばない限り、存在しないはずである。

しかし、米国などでは、以前から「有色人種には、直接、患者に関わる行為は行わせない」ということが、不文律となっており、9・11の同時多発テロ以来、有色人種に対する扱いは、さらに厳しくなっている。この事実を、米国の数カ所の医科大学の門を叩いた著者の後輩に確かめてみたところ、予測したとおり、「米国の医学部（米国では、医学学校という）では、有色人種の入学は一応許可するが、いかに米国の市民権を持っていても、医師免許証は与えない」と決められているという。

そのような状況であれば、留学していた医師であったとしても、PET—CTという医療機器を遠くで観たことがあるだけで、操作経験などあるはずもない。結局のところ、初めて観るという点においては、研修医であれ、10年の医師経験の持ち主であれ、同じということになる。本邦にも、わずかしかない高価なPET—CTであっても、この機器の操作、これを使用しての診断に習熟するまでには、読映料や診断料は、ほとんど現在のCTスキャン同様か、それよりも低くなっているであろう。

このような判断は、過去の歴史から見れば一目瞭然である。時代錯誤と感じられるかもしれないが、1970年代初頭までは、脳波所見を出すには300人分の脳波を読み、全ての所見に誤りや漏れがないことが確認されて、初めて脳波診断医として認められていた。当時の脳波検査料は、6000円であり、その中の3000円が診断料であった。患者に与える危険性も無く、苦痛もない検査であった。

それが、今日では、タダ同然の検査料になっている。当然、脳波の診断訓練を修得する医師は激減し、脳波でしか診断できない疾患であっても、脳波検査が必要であるかどうかも知らない医師ばかりになってきている。医療機関によっては、その検査料のあまりの低さゆえに、メインテナンス料さえ算出できないため、廃棄処分とした医療機関も多数見受けられる。本来であれば、交通事故による頭部外傷由来のてんかん患者の激増、脳腫瘍、出生時障害などによる小児てんかんなど、脳波でしか診断のできない疾患が依然として増加傾向にあるにも関わらず、脳波診断のできる医師は、かなりの高齢者ばかりになっており、すでに勤務医の定年を過ぎた医師ばかりである（てんかんとは、突然、気を失い、全身の痙攣《けいれん》を引きこす発作、ひきつけとも呼ばれる）。

しかしながら、今日、ほとんどの患者は、不思議にも研修医を終えたばかりの医師や、すでに脳波検査機器が存在しない医療機関で、「てんかん」と診断されている。当然、処方される薬剤も、毒性の強い単一薬剤で往時代的であり、副作用管理もなされていない。知らないからであり、知ろうとしないからであろう。日本の恥ずべき医療状況を、代表していると思われる。

さらに、血液検査に至っては、判断するのによほどの訓練を要するか、専門的知識を必要とする検査以外は、ほとんどが検査に要する料金のみとなっている。いわゆる、スクリーニングと呼ばれる基本的血液生化学的検査などは、判断をする訓練、学習を行わない限り、医師も、行政も、全くの形式的な検査としてしか認められていないため、極端に低い料金設定となっている。スクリーニング検査を習熟した医師であれば、この結果だけで肝臓、膵臓、腎臓の疾患などはもちろんであり、あらゆる悪性腫瘍を予測したり、甲状腺疾患、心臓疾患、全身の筋肉疾患などなどを予測したり、挙げればきりがないくらいの情報を得ることができる。しかし、このスクリーニング検査には、すでに、疾患診断のための判断料金はないに等しい。

良心的で、よく習熟した地域医療を担う医師などは、ほとんどがスクリーニング検査のみでかなりの疾患を予測し、プライマリーケア医として、手に負えない場合は、即刻、総合病院を紹介する。決して、高価な医療機器を導入して、元を取るために乱診乱療を行い、患者の負担を多くするようなことはしない。

現実的には、研修医時代から「開業医は高額所得者」と考える新しい物好きの医師たちは、開業しても次から次へと、高価な先端医療機器が考案されるため、それがなければ日常診療ができなくなってしまっている。開業医が、このような高価な先端医療機器を購入すれば、この代金を大幅に上回る収入を得なければ、気が済まなくなるであろう。そのツケは、患者から得ようとするのは、誰の目にも明らかである。しかし、患者は、そのような医師の企みに乗ってくるほどの経済的ゆとりはない。患者の足は遠のき、遂には、閑古鳥の鳴く開業医となるはずである。この状況の中で、高額所得者となる夢を見続ける医師たちは、あるいは過剰診療、あるいは違法診療の道へと進んでいくであろう。

欧米では、10万人の都市であっても、CTスキャン、カラー心エコーやMRIなどは、1台で十分事足りるし、まして、PET─CTなどは、県に1台あれば十分であるという。このような医療機器に頼る前に、医師は、動物では最高の知能を持つ人間であり、その頭脳を使えば、機械に頼らざるを得ないようなことは、かなり減少するという。

開業医優位の時代の終わり

しかし、日本の医療行政は、企業献金と称する医療機器産業からの収入を、患者の命より大事にするため、先端医療機器の氾濫した国にしてしまい、「プライマリーケアの充実を」と叫んではいるが、結局のところ、プライマリーケアの現場にまで、先端医療機器・高度医療機器を導入せざるを得ない状況を作り出してしまった。

あたかも医師たちが、高額所得を求めて過剰診療を行っているように見せながらも、実のところ、官僚、あるいは行政を司る人たちが、自らの私腹を肥やすために高度な医療機器を買わせ、社会性に乏しい医師たちが、「過去に行った行政・官僚たちへの反抗」を、二度と起こさせないように、無知で、貧困で、集団を組まないような医師作りを目論んでいると考えられる。そのような状況に気付くこともできない医師たちは、「高額所得者」を夢見て、開業を計画しているということを、決して忘れてはならない。

日本の行政・官僚たちは、歴史上、一度だけ医師集団に敗北を喫したことを未来永劫、忘れることはない。自らが患者になることさえ忘れて、常に、医師を自らの支配下に置くような体制作りを行っている。行政・官僚たちが、歴史上、一度だけの敗北を喫したのは、大学の医師たちにでもなく、総合病院の医師たちにでもなく、地域医療を担う開業医の集団であった。（数十年前、当時の医師会長の号令で、全国の医師が保険医総辞退を行うことにより、悪法案の国会提出を見送らせたことがある。行政・官僚の面目は丸潰れであった。そこで、行政・官僚は、医師が集団行動で共同歩調を取れるのは、医師が少ないからであると考え、仕返しとして、1県1医学部以上と、次から次へと医学部設立を奨励、認可した。その結果、医師国家試験浪人が続出し、かえって、医療行政の混乱をきたした。もちろん、日本医師会は、政府自民党の支援団体であり、献金も多く、あたかも癒着しているかに見えたが、悪法には、同志で立ち向かうという姿勢を示した事件である。）

今日もなお、彼らは、開業医集団を集団にさせず、生かさず、殺さず、確実に手中に収めることに的を絞っていることは、現実が示すとおりである。

今日まで、このような歴史が延々と続いている中で、開業医となって高額所得者になるという夢だけは、捨て去ったほうが良い。地域の住民の健康管理を考えない医師は、開業すべきではない。高額所得者の代表的存在であった開業医優位の時代は、すでに、数十年前に終わったのである。

当時の日本医師会長が、政府・行政・官僚たちに対し、命をかけて戦った結果、勝利を勝ち取り、患者はもとより、開業医の地位を守りぬいたのであるが、その一度の敗北に対する行政・官僚たちの恨みは根深く残り、今日に至るまで徹底した開業医潰しの歴史が続いていることは、今日の開業医への徹底した管理体制が施行されている状況を知れば、明らかとなろう。開業医として、地域医療を担うことさえ困難になっている今日、高額所得を望むなど論外である。完全に、行政・官僚に牛耳られ、地域医療を担うに当たって手も足も出なくされてしまった開業医の先行きに、不安を持つのは著者だけではないだろう。

医薬分業然り。医師の行う形にならない、目には見えない医療行為に対しての評価の低さは、欧州諸国や米国に比べると、10分の1以下である。米国は、医療費が高いと批判する向きもあるが、通常の10分間程度の説明で1万円、長年の習熟を必要とする1時間程度の専門的な説明や精神療法では、5万円が常識とされる。しかも、これらの料金は、一般的、中流階級の人たちが加入している「生命保険」から認められれば、然るべきルートを通じて、保険会社から支払われるのである。日本人に対しては、米国の高額な医療費ばかり報道されているが、莫大な医療費の必要な事例は、あくまで移植、代理出産、通常では避けられるはずの過失による怪我などの特殊事例であることも知っておくべきであろう。

高額所得者を開業医として目指す医師であれば、米国で20年程度の基礎・臨床経験を行い、米国で開業する資格を取得するしかない。しかし、現実的には、9・11連続同時多発テロ事件以来、この道は閉ざされたままである。

地域の人たちと、心の通う医療を行う中に、本来の医師としての悦び、満足を求めた方が、賢い生き方かもしれない。それができなければ、所詮、開業医を目指しても、高額所得者にはなれる可能性が極めて稀な世界であることを考えるなら、他の道を考えたほうが高額所得者になれる可能性が高くなるだろう。「開業医は高額所得者」という時代は、すでに、過去のものとなっているため、医師としてではなく、先端企業、あるいはチェーンストアの経営者を目指されることを勧める。

学位取得のための巨額の謝礼金

しかし、このような助言に耳を貸さず、開業医を目指している医師たちがいる。彼らが言うには、「学位（博士号）さえ取れれば、開業しても儲かるのではないでしょうか」と。「学位を取るために、一生懸命アルバイトに励んでいるのです。学位を取るには、それ相応の資金が要りますからね」ともいう。このような医師たちを食い物にした大学教授の事件は、未だ記憶に新しい。

通常、どうしても博士号を必要とするのは、大学の教官として勤務することを目指す医師たちである。言い換えれば、教授、准教授、助教など、研究・教育生活を求めて、大学人として働くことを目標としている医師たちとなる。今日の、日本の医学部の教官になるには、日本の大学での学位取得が必須条件となっている。裏を返せば、いかに斬新な研究業績を持っていようが、日本の大学医学部で学位を取得していないと、いかなる大学の教官にさえもなれない。

しかも、医療現場の現実を知らない研修医たちに、「開業するには、博士号の肩書きがないと患者はやって来ない」と、脅しをかけるのである。

さらに、学位取得の条件として、医学部卒業後大学院で4年間学ぶか、研究室で6年間学び、研究業績を学位論文としてしたため、教授に提出し、教授がOKを出せば、ほぼ確実に取得できる仕組みになっている。ただ、一応、教授1人では、公平さに欠けることがあり得るとして、他の研究室の教授が副査として、論文を認定することになっている。しかし、他の研究室の教授は、全く専門外の論文を認定するため、ほとんど所属している研究室の教授1人の認定があれば、副査の認定は、形式的となっている。

医師不足の今日、ほとんどの大学の研究室は、学位取得を待つ医師のたまり場でしかなくなっている。彼らは、4年間、あるいは6年間、学位取得の時期が来るまで、学位研究が終わろうが終わるまいが、3～4日は、大学の中で過ごすことが義務付けされている。もちろん、大学の人員確保のためである。大学院生は、学生ゆえ、無給職員として主に病棟の患者を担当する。6年間在籍予定の研究員は、在籍年数に応じ、外来も担当する。初診室は、研究室の「顔」であるため、教授が2日、准教授、助教と講師が交代で1週間の5日を担当し、2診以降は、有給の助手と研修医を終えた大学院生や無給の研究員が、交代で担当することが義務付けられている。医師の無駄遣いの象徴である。

学位取得のための研究といっても、期間の長い研究であれば、1日に要する時間は、平均して3時間程度、短期間で終わる研究であれば、1日4〜5時間で、1年もあれば終結する。それでも、4年間、あるいは6年間在籍の義務がある。学位取得までは、アルバイトに出かけ、学位資金を積み立てるか、その必要のない裕福な医師は、自由気ままにヨットを楽しんだり、高級スポーツカーで走り回ったりして大学生活を過ごすのである。そして、学位取得の時期が迫ると、論文を書き上げ（てもらうか）、大学の医学雑誌に掲載してもらうために、教授に査読料を渡し、認印をもらうのである。雑誌には、掲載料100万円程度を支払えば、認印があるため自動的に採用される。その掲載雑誌を教授に、審査料と共に手渡して、「学位審査面接試験」を受けるのである。審査料は、通常、報道されていた額とは、ほど遠いくらいである。（報道では、30万円程度となっていたが、30年前で100万円前後であったのが、今日、急落しているという話は聞いたことがない。この10年間、極秘になっているというが、実のところ、30年前の額の数倍にはなっていると研修医たちは証言する。）

副査の教授には、50万円程度の謝礼を支払うのが礼儀であるという仕来たりは、今もなお、変わってはいない。

いずれにせよ、開業を目指す医師に至るまで学位を取得する今日、医師免許を取得しても、大学の外へ勤めるには、研修医終了後、数年は大学という溜まり場で過ごす。

「医者は金持ちである」と、言われても致し方ないようだ。しかし、金持ちであれ、貧乏であれ、大学で暇つぶしをしている医師が、山ほどいることだけは確かな事実である。そして、彼らは、学位を取得するや否や、今までの支出分を1日も早く取り戻すがごとく、開業に走るのであろう。

しかし、毎日の報道でも明らかなように、開業医で成金になれる時代は、遠い昔話になっているのである。ほとんどの医師は、世情に疎いため、実情を知るのが遅く、知ったときはすでに、時遅しとなっている。それでも、実情を飲み込めないで、金儲けを目論む医師たちも存在するであろうが、彼らが開業して自らの収入を見れば、一時代昔のような成金には、決してなれないことを知るであろう。

地域の患者を自らの収益アップのために、「食い物」にしないことを望むばかりである。ただでさえ、高齢者の年金が低くなる一方の状況と、サラリーマンの給与ベースアップの据え置き続きの中で、皆、「労働多くして収入低し」と訴えている社会情勢である。万が一、それでも開業するというのであれば、然るべき現実に目を向けて、地域医療に専念していただきたいと、一縷《いちる》の期待を持っている。

しかし、いずれにしても、彼らに地域医療を担ってもらうなど、全くもって期待薄であろうというのが、著者の本音である。

地域医療を担う医師のタイプ

もう一つの、地域医療を担う医師のタイプがあることを忘れてはならない。大学人として、最後の天下り先を退職した、元大学の医学部教官の開業である。ほぼ全員といってよいくらい、専門医中の専門医でありながら、地域医療の中に身を投じ、彼らなりの地域医療への貢献をしている。

地域医療の中で、総合病院も当てにできないような場合、特に専門医の存在は、力強い。人生経験豊かな専門医とでも表現されるのか、このような元大学人の開業医は、大学の教官時代はいざ知らず、地域医療の中では、かなり早いうちから、地域住民の信頼を受ける。この信頼は、決して専門医としての信頼ではなく、元の肩書きゆえの信頼でもなく、まさに人間的な信頼であることが多い。もちろん、「郷に入れば郷に従う」というようにも見られない、ある種の悟りさえ感じられることが多い。著者の感じ方では、「大学で肩を怒らして歩く生活は、もう沢山。せめて残りの人生は、人間らしく生きたい」と、聞こえてくるようなのだ。

事実、診療においても、どのような病気であろうが分け隔てなく、ていねいに行われている。

ある患者の言葉を借りると、「先生の前に座るだけで、病気が治ってしまうように思えるのです」というくらいに、存在そのものが治療となっているように感じられる。著者が取材した人数は15人と少ないが、そのうち10人以上の医師は、同じようであった。会っていても、決して、「元教授」という印象を与えず、まして、「自分は、長年、医学の世界に君臨してきた○○専門の名医である」などという印象のかけらも与えない、普通の、どこでも見られる、年配の医師という印象しかない。

あえて、彼らについての印象を述べるなら、「最も地域医療に相応しい医師」として感じられる。地域の住民と完全に密着した、あたかも、何十年もその土地で、その土地の住民との生活を共にしてきた、しかし、少しだけ気品のある医師。

偶然か、その医師たちの状況認識の深さか、決して手抜き医療をしているようには見えなかったが、朝の診療を開始して、比較的多くの患者を長時間待たせることもなく、ピタリ、12時半には、午前の診療が終了していた。ここまでくると、ある種の神業と言わざるを得ない。伊達《だて》に長年、教官であり、研究者であり、臨床家という仕事を行ってきたのではないということを、まざまざと見せ付けられたような気がした。やはり、昔からの言い伝えどおり、「一つのことに秀でた人は、他のことをやらせても、難なく行える」と、恐れいった次第である。

しかし、いかに彼らが地域医療の模範であろうが、従前は彼らを師として仰いできた医師たちも、現在では相手にもしないし、問題にもしない。今日の「彼らの生き方こそ、本来の地域医療の基本である」として、これに見習い、地域医療を担うことこそ、医師としての本道と考えられる。若き医師たちが、自らの歩いている道の間違いに気付き、「自分は、本道を歩いているのではなく、外道である」と気付くのを待つばかりであろう。

悪徳行政と戦う地域医療

ただし、今後の地域医療は、悪徳行政の下で行うことを肝に銘じて行うしかない。決して、患者のサイドに立った医療行政にはならない未来を見越して、地域医療に身を捧げない限り、医師としては生きてはいけないであろう。

しかし、いかに地域医療のあり方の模範であっても、最も高齢であり、無理のきかない医師たちに、全てを依存するわけにはいかない。悪徳行政によれば、今後、昼夜を問わず、「かかりつけ医」は、常に患者と連絡の取れる状況にいなくてはならず、さらには、昼夜を問わず、「看取り」までも行う義務が課されるという。

若き開業医は、地域医療の何たるかも知らず、自覚もせず、地域に入り込んで来るが、そのような彼らに、地域医療を任せるどころか、彼ら自身、地域医療を担う気も持ち合わせていない。今後、誰が地域医療を担っていくのであろう。このままでは、地域医療そのものが、行政の悪徳な指針と医師の不在により、解体の一途を辿っていくと思われる。

行政は、鶏インフルエンザワクチンの使用状況のごとく、まずは、末端の実験台たる医療従事者や役人に接種し、安全性が確認されたところで、次に官僚・行政官に使用すると言明している。米国の指針では、「まずは、幼児・子どもと老人に接種し、生産が追いつき次第、女性・男性の順に行う」という。一事が万事、日本の行政の志向性は、「まずは、国会議員・官僚など、特権階級の安全性を守り、次に一般の役人、もし、余りがあれば、一般庶民に接種する」という方針に集約されるように、「権力者＝強者優先型」の社会構造に慣れてしまっている。

庶民の健康管理を担う、地域医療を担う医師には薄く、政府・高官の診療に当たる医師には手厚い。地域医療を担う医師は、次から次へと診療報酬を減らされ、1日数人の患者を診療する勤務医の優遇制度さえできている。

さらに、地域で訪れる患者を全て診療しておれば、「個別指導」という、ある種の罰則を与える場に引き出され、自らの身を削ってまで行った場合、診療の報酬は、国家に返還するよう命じられるシステムになっている。いわゆる、健康保険では認められない、無料診療を行わされたことになる。どれだけ多くの患者が来診しても、診療拒否をすることは禁止されており、絶対に診療依頼を受けなければならない法律がある。それゆえ、多くの患者を診療すると、当然ながら、一度は、多くの診療報酬が支払われる。しかし、報酬の総額が高騰すると、「１人の医師が、これだけの患者を診ることは、不可能である」として、社会保険庁の支部へ呼び出される。もちろん、診療予定日に、急遽休診にして出頭しなければならない。

そこでは、行政の役人が医師を取り巻き、ちょうど非公開裁判のような状況で、診療の取り調べを受ける。そして、カルテの詳細な点検が行われる。急いで記録された、読み難い箇所があれば、「診療録の字が読めない。これでは、診療録とは言えない」と、まず、お叱りを受ける。次に、「何ゆえ、この検査をしたのかという記載がない。詳細に記載してなければ、報酬は支払われない」と、第１の、診療報酬の返還が命ぜられる。次に、「この検査をしながら、治療方針の記載と患者にどのように説明したかの、詳細な説明の記載がない。よって、全ての同様の検査については、診療報酬が支払われない」と、検査については、全て診療報酬の返還を命ぜられる。さらに、「このような疾患に対して、このような薬が出ているが、その理由の記載がない。注射については別件で、この疾患には、健康保険では認めかねる。あたかも、患者集めのためであるように判断できる。よって、この処方と注射についての報酬は、全て返還するように」となる。

もちろん、医学的な見地からの返還命令ではなく、健康保険のマニュアルに則っての解釈である。瞬時の判断で注射を行い、患者が命を取りとめようが、容赦なく「不正の疑いのある診療である」として、返還命令が下される。

しかし、不思議なのは、全ての診療を「不正診療の疑いあり」と判断され、「診療報酬を返還しなさい」と命じながら、「ただ今から、今回の個別指導についての録音を行います」と、突然、態度が変わり、「このたびの○○医師の診療については、幾多の不正診療報酬の請求があったことが推測される。しかし、あくまで推測であり、断定ではない。よって、○○医師の申し出により、全ての診療報酬を自主的に返還することになった。録音を終わります」ということになる。だが現実的には、強制的に「返還申し出書」を提出させられ、その後に、「診療報酬の自主返還の申し出を了承する」という返事が来る。以降は、自動的に、それ以後の診療報酬の支払われるときに、天引きされるのである。

これだけでは、終わらない。一度、返還命令が出て、「自主的に、診療報酬を返還した」医師は、1年以上にわたって要注意人物として、診療を監視される。過少請求をしないと、かなりの診療報酬額が減らされてくることになっている。

世間では、このような著者が受けた厳しい仕打ちに対して、「どうせ、その判断をするのは同じ医師仲間だから、馴れ合いで行われているのだろう」と、言われたり、考えられたりしているが、一度、自主返還を命ぜられた医師は、以前と同じ医療サービスレベルを保とうとすると、短くても10年間は、赤字ぎりぎりの診療報酬となり、預金などは論外であり、役所からの監視は厳しくなる一方となるであろう。

一つの例が、著者の診療所では、毎日、130名程の患者が来診していたが、目標を70〜80名にするよう「個別指導」を受けた。しかし、毎日、数十人以上の診療依頼の電話が入り、「当方では、これ以上は診療不可能ですので、よそへ行って頂けませんでしょうか」と答えざるを得ない。しかし、電話の向こうからは、「そちらで診てほしいからこそ電話しているのですよ。どれだけ待てばよいのでしょうか」という質問が返ってくる。目標が決められているので、「誠に申し訳ございませんが、先に予約されておられる方々の順番から推測しまして、現在のところ、2年お待ちにならないと、診療できないような状況でございます」と、答えざるを得ない。問い合わせの声は、だんだん感情的になってくる。「2年間待てとは、どういうことですか。よそへ行けとは、失礼じゃないですか。医者を選ぶ権利は、こちらにあるんですよ。よそへは行きたくないから、そちらにお願いしているのに、それを2年も待てとは、診療拒否になるんじゃないですか」と。

確かに、言われるとおりである。何人もの方々が、地方行政機関や保健所、医師会などへ、抗議を申し出る結果になってしまった。しかし、公的機関は、全くの沈黙を守り、医師会からは、著者が呼び出され、「本来、あなたの診療科では、1日35人程度が適当なのです。毅然として対応しなさい。しかし、患者さんから、医師会に抗議の電話が入るようでは、あなたの対応の仕方が悪いのです」と、叱責されたのである。著者としては、今後、どのようにすればよいのか、全く答えが出ない。アルバイトの医師に来てもらっても、とても診療依頼患者を受けとめることはできない。まして、35人程度となると、現在の半分以下になる。患者への接遇を第一として考え、雇用した職員の給料さえ支払えない事態を、いかように改善していけばよいのか、答えの糸口さえ見えない。

増える一方の患者

「個別指導」と「自主返還」という過去を持つ医師には、このような結果が待ち受けているのである。この「個別指導」と「自主返還命令」を受けるのは、ほとんどが、「患者の診過ぎである」と、断罪される。過去に、このような断罪を受けた医師を調査すると、「強制的診療報酬返還命令」ではないことが示すように、一切の違法行為は見られない。ただ、その医師を慕って、信じて、来診する患者数があまりにも多いだけである。しかも、ほとんどが先端医療機器などのような高額な医療機器は持たず、聴診器と安価な心電図測定器程度しか使用していない。血液検査の頻度は比較的多いが、ほとんどがスクリーニング検査という安価な血液検査しか行っていない。要するに、「チリも積もれば山となる」式に、高額診療報酬となっているだけである。さらに、届け出ている診療時間を大幅に超えても診療しているゆえ、1日の診療時間は、10時間を超えている。もちろん、時間外診療として認められないことを知った上で、訪れる患者が全ていなくなるまで診療しているだけである。

著者の、独善的な理解かもしれないが、このような医師のあり方も認めても良いのではないだろうか。ただ、このような医師には、常に雪だるま式に患者が集まり、周囲の医師たちからの妬みも多いようである。もっとも、このような医師でも健康を損なうことがあるということを、誰も理解してくれないことだけが、唯一の問題であると考える。「1日の診療患者の人数を、35人にしなさい」と、指導された「個別指導」の役人の方々も、決して、医師の健康を心配してのことではないことも、確かであろう。

本格的な地域医療に取り組もうとすると、どうしても、診療を求める患者は増える一方になる。医師が眠る時間、食事をとる時間を割いてでも、診療しなければならなくなる。結果的には、若干の貯蓄ができるが、その貯蓄は「自主返還」と共に、借金も追加され、なくなっていく運命にある。ここまで、いじめ抜かれても、地域に密着する医師は、診療を続けなければならない。唯一、患者の健康をこい願ってである。これも、医師の一つの生き方であろうか。

第5章　地域医療の終焉する日

開業医と総合病院

二十数年前より地域医療が崩壊し始め、これに取って代わるように総合病院が、地域医療まがいの医療に走るようになった。一つには、地域医療を担うべき医師たちの専門医的開業が、その一因とされている。それゆえ、地域医療としては、開業医の質の低下として捉えられるようになったためであると考えられている。「それなら、いっそのこと、念のためであろうが、先端医療機器で、診断してもらえる総合病院を訪れよう」と、なったと分析されている。

総合病院も、あらゆる先端医療機器を揃えながらも乱立するようになり、患者数を獲得し、経営状況を守るためには、従来の開業医から紹介された患者を診るという2次医療に専念するのではなく、ほとんど1次医療（プライマリーケア）に専念するようになった。しかし、あまりにも待ち時間が長く、診療内容も「3時間待って、3分の診療」どころか、「4時間待って、

1分の診療」となっていった。これでは、「疑問は残るが地域の開業医のほうが、どちらかといって楽だろう」と、開業医を訪れるようになる。しかし、プライマリーケアを行う診療所の集まりと化した総合病院も、手をこまぬいて待っているわけにもいかず、どんどん、プライマリーケア医で十分な患者を受け入れるようになってきた。

このような、悪循環が進むに連れ、患者の側からは、「こんな診察では、疲れに行くようなものだ」と、徐々に風邪や頭痛などのようなプライマリーケア医で十分治療可能な患者たちは、総合病院離れをし、再び、開業医を訪れるようになっていった。

この患者の総合病院離れに相まって、総合病院の医師たちの間でも変化が出てきたという。「毎日、毎日、風邪が流行れば、風邪の患者ばかりを診なければいけないし、インフルエンザが流行すれば、毎日の診療は、インフルエンザのみと言えるくらいになるし、ただの食あたりや便秘による腹痛。みんな、我々の診る疾患ではないではないか。これじゃ、専門医の看板を出して開業したほうが、どんなにかやり甲斐があるか、儲かるかわからない」という苦情が多く出るようになってきた。

当然、診療も手抜きになってきた。医療事故は激増し、時には、数カ月の間に、3人の院長が交代するということまで見られるようになった。どれだけ、医療過誤を隠そうと管理者側が画策しても、職員の口を閉じることはできなかった。中には、「事故多発医」まで出てきて、致し方なく、穏便に解雇となっていった。そして、遂には、○○市民病院が「○○死人病院」と呼ばれるようになり、従前は、1日1500人の患者が訪れていた総合病院が、1日500人程度まで減少してしまった。

掃除夫の格好をしていた院長

ある総合病院の創立当時は、院長の方針で「全ての白壁を絵画で飾り、病院をゆとりの場とするように」と、病院中の全ての壁には、著名な篤志家の画家や地域の画家の絵が飾ってあり、病院とも思えない、「ゆとりの空間」に創りかえられた。絵画を鑑賞するだけでも心が和み、病人であることを忘れてしまうくらいの空間であった。職員も、徹底した訓練を受け、患者への応対は、あたかも一流レストランのようであった。

さらに、在職中にはこの院長は、365日間、毎日朝6時から入院患者全員の回診を行い、全ての患者に声をかけて回っていたのは、地域ならず、医者仲間でも有名な話である。あたかも、掃除夫のような格好で院内を歩き回り、困っている患者には、必ず手を差し伸べ、行き先のわからない老人を自らが案内し、何科であろうが待っている患者が多くなれば、自らが診療を買ってで、椅子の温まる暇もないくらいであったという。

ある来客が、その院長自身に「あなたに聞いてもわからないかもしれないけど、院長は、どこにいるんだね？　院長室まで、案内してほしいのだが」と、問うたところ、院長は、「院長室ですね。こちらでございます」と、客を院長室まで案内し、「院長にお会いになられるのでしょうか？　もし、お会いになられるのでしたら、呼びますが」と、答えたという。客は、「呼びますとは、何という表現だね。仮にも、この病院の院長だよ。無礼ではないか、職員の躾がなってない病院だな。一体、あの院長はどうなっているんだ！」と、叱責したところ、院長は、「誠に失礼申し上げました。自分のことですので、敬語を使うほうが無礼と存じまして。申し遅れましたが、私が院長の○○でございます」と。

客のほうは、耳まで真っ赤にして、「失礼致しました。院長先生がこのような格好でお仕事をなさっているとは、夢にも思わなかったので。本当にご無礼致しました。お許しください」と、平身低頭であった。

しかし、その院長は、「僕は、患者さんのためになることだったら、どんなことでもしますし、どんな格好でもしますよ。この服のほうが、患者さんも話しやすいみたいです。大きな『院長』という名札をつけて、そり返っているより、腰を低くして院内を回っているほうが、状況もわかりますし、改善するところもいっぱい見えてくるんですよ。うちの医者なんか『院内に、スパイがいる』と、言っていますけど、私はスパイなんて放ちませんし、自分の目で見たほうがよいと思ったところを、改善して回っているんですよ」と、村のお百姓さんのような格好で答えたという。

客のほうは、自らが優位に立って話を進めていこうと思っていただけに、出鼻をくじかれ、自分の立場が急激に落ちていくのを感じたのか、平身低頭のまま、「また……いずれ……改めてまいりますので……それで……失礼しました」と、ほうほうの体で帰っていったという。

あるべき総合病院の姿

もう少し、この病院の創立時について、記してみよう。

かの院長はまた、「僕は、内科医だと思って来る患者全てを診てたんだけど、他の若い医者が、『院長には、専門分野だけ診てほしい』と、言いやがるんだ。この病院で専門分野だけ診てたら、暇でしょうがないじゃないか。だから、若い医者全部を集めて言ってやったんだ。『専門分野だけしか診れない医者は、この病院では必要ないから、即刻、大学へ帰りなさい』と。それと、『循環器科とか消化器科とかの専門医というけど、風邪さえ診れん医者は、医者とは言わない。おまけに、自分が風邪を引いて休むなんて、医者じゃない。大学へ帰りなさい。研修医のやり直しのために』と。皆、ブツブツ言ってたが、結局、大学でも戻してもらえないから、しぶしぶ、毎日、風邪の患者も診るようになってきているよ。

医者が、風邪を診れないなんて、世の中、変わったね。この地域で医者をやるんだし、その上、この病院は2次だからね。どんな患者が来ても、診れて当たり前のはずなんだがね。プライマリーの先生に、1カ月ずつ預けようと思っているくらいなんだよ。そこで現場の修行をしないと、病院では務まらないということを、身体で体験して学ばせないと今時の医者は、何もできないのに、口ばかり達者で困っているよ」と、興奮しながら、愚痴をこぼすように話していた。

その病院の年間行事としては、院長の1日にわたる全病院回診によって、新しい年が始まる。通常のお祭りや記念日の行事は当たり前で、年に数回は、土地のダンサーを呼んでホールで鑑賞会、弦楽四重奏楽団を呼んでの音楽鑑賞会などなど、1年中、ほとんど入院生活に暇を感じさせないように考えられていたという。

医療の面でも、「うちは、全ての患者に癌を告知することになっている」と、堂々と主張し、「要するに、その後が重要なんだよね。患者には、最後の最後まで、希望を失わせないように治療を行うよう、全ての医者に命じてあるのです。いつしか、心臓に悪性の肉腫を持った青年が来ましてね。循環器の医者は、もう何もできない、どんな治療法もないと諦めるように家族に告げると言ったので、私はつい2～3日前に来たばかり、しかも、人生、これからの青年じゃないか。諦める暇があったら、治療の方法を考えろと叱りましたよ。我に返ったその循環器の医者は、ありとあらゆる医者と相談し、どんな治療でもいいから一緒に手伝ってくれと、頼み歩いていましたよ。最初は、2週間も持てば良いほうだと言っていましたが、3カ月は、患者も医者も頑張りましたからね。そうでないと、医者とは言えませんよ」と、熱を込めて話してくれた。

また、一方では、「内科に来る患者の大体7割は、胃腸薬で治りますね。私は、診察して、本当の薬のいる患者は、3割いるかいないかだと思っているんですよ。まして、手術のいる患者なんて、3割くらいではないですか？　時々、言われるんですが、どうして院長の診察だとあれだけ安く済むんだとね。気の病だから、気持ちで治してやれば、治るんですよ。その気を休めるのが、胃腸薬ですね。良く効きますよ。1年に1人か2人は、どうしていろいろな検査をしないのかと、突っかかってきますけど、一度、この薬を飲んで治らなかったら来なさいと言うと、必ず治るんですよね。特にこんな患者に限って、あの胃腸薬は、良く効くんですよ。若い医者は、すぐにＣＴやＭＲＩなどの検査の指示を出しますけど、電気代の無駄遣いですよ」とも言う医師であった。

しかし……荒廃した総合病院

この院長は、定年を迎えたあと10年以上も、市の要請で名誉院長として診療を行い、病院の行く末を見守り続けたが、彼のあとを引き継いだ院長は、真っ向から、この院長の方針に反対し続け、遂に1日1500人もの患者が訪れていた病院は、1日500人以下の外来患者になり、病棟には、閑古鳥が鳴くように、二つの病棟を閉鎖するくらいに、荒んだ病院となっていた。

壁に飾られていた院長自慢の絵画は、ほとんどが外され、「病院の壁は、全て白いのが清潔を表す」と、2代目、3代目の院長の方針で、色彩を考えて塗られた壁は、現在、薄汚れた白壁へと変えられていった。

また、初代の院長の年中行事として、年に2回か3回は、周囲の500以上の開業医を訪問し、「病院への要望はありませんか。病院の医者は、ちゃんと先生方に報告していますか」と、聞きながら、挨拶周りを行っていたが、2代目より「開業医なんかに迎合するなんて」と、廃止され、その代わりに、「病診連携室」なるものが創られ、開業医から直接、その部屋に電話が入るようになったが、ただ、電話がつながるだけで、医療スタッフには、全く連絡が付かないため、結局のところ、開業医からの診療以来は皆無となってしまった。

それでも、名誉院長は、質問されない限り、一切口を出さずに現在もなお、一医師として外来を担当しながら、病院を見守っている。500人以下に患者が減り、二つの病棟を閉鎖する事態になり、さらに、職員の人員整理を行っても立ち直れないにも関わらず、後継した院長たちは、誰も名誉院長に意見を求めることはないという。そして、遂に、市民病院として地域の医療を支えるはずであったのが、今日では、市からも見放され、独立法人となり、先端医療機器を導入する資金もなく、医師も大学へ撤退し、細々と「専門医療」「救急医療」を行っているが、救急車を断る専門の医師を置いているという噂さえ流れてくる。

今日では、巨大な建物の中に、職員は、チラホラ見られるだけで、病院の稼働率は、遂に30%以下になったという。その巨大な病院の片隅の内科外来で、年老いたかの名誉院長の外来日だけは、未だ多数の患者が訪れている。

読者には、何故、その名誉院長が荒廃していく病院の姿を見て、意見なり、助言なりを与えないのかと疑問に思われるかもしれない。何故、名誉院長が無口になったのかというなら、病院経営が低下し始めたときに、名誉院長が、時の院長にたった一言、「開業医の先生方の協力を得たほうが良いのではないだろうか」と、助言したところ、後継の院長は、激怒して「開業医なんかに頼るくらいなら、医者を辞めたほうがましだ」と言うや、医師を派遣している大学に連絡し、全員の医師の総撤退を申し込んだという。これについては、名誉院長が各大学を回り、平身低頭で謝った結果、実現だけは避けられたという。

しかし、後継の院長の時代になって以来、市民からは、「首の後ろに、つっかえ棒のいる医者ばかり」と言われるほど、医師たちの患者に対しての暴言や威嚇、強烈な叱責は激増し、名誉院長時代の医師の粗末な椅子は、豪華な椅子に替えられ、患者の椅子は、貧弱な椅子になり、「医者は、いつも天井ばかりを見ているように、ふんぞり返っている」と、言われるに至っている。

掃除夫のような医師、すなわち創業当時の院長は、今もなお、自らの病を押して、掃除夫姿のまま診療を行っているが、創業当時の看護部長が、ボランティアで訪れ、名誉院長の介助を行うだけで、彼は、すでに見向きもされない存在となっているという。

その結果、「もらうものだけもらって、開業しようと思う」という若い医師が急激に増え、医師の少ない状況の足元を見るように、数倍の給与を要求し、2年交代で巨額の退職金をせしめて去っていくともいう。経営陣は、辞めていく医師のつてで次の医師を送ってもらうために、極端に経営状況の悪い中から、巨額の退職金を支払っているという。

しかし、医師の中には、本気で病院を立て直そうと意気込んで来た医師たちもいた。彼らの全ては、あまりにも過酷な労働状況で、昼夜なく勤め上げたため、今はもう、皆、この世にはいなくなってしまったのである。これらの状況は、その意気込みを持って立て直しに挑んだ医師たちの家族から、生々しく語られた。

若くしてこの世を去った、医師たちを見送った名誉院長の心やいかに。総合病院であれ、開業医であれ、地域住民の健康を守る医者の、生きていけない社会の到来を見る思いである。

今日になって、勤務医の優遇、あるいは勤務緩和制度が行政から提案されているが、「時、すでに遅きに逸した」ように思える（もっとも、歴史的には、常に行政が弱者へ目を向けるようになるのは、これでもか、これでもかと、悲惨な事態が伝えられながらも、最後であったが）。

巨大化する総合病院と閉院する総合病院

今日、医療の現場、特に総合病院と言われるところで、不思議な現象を見ることが多くなっている。ある種の病院は、次から次へと閉院をやむなくしているのに対して、大して患者に対する接遇は良くないにもかかわらず、外来患者数は、開設当時の数倍、入院ベッド数は増える一方で、厚生労働省の認可可能ベッド数の限度まで達している病院もある。これらの病院では、研修医は増加の一途をたどり、許容人数の限度を超えたため、研修許可試験を行うに至っている。それでも、縁故による研修医も存在するため、医師過剰で十分な研修指導も受けられないという。そして、遂には、全ての職員と患者数が超過しすぎたため、都市中心部から相当離れた田園地帯の真ん中に、数倍の規模で、建て直さざるを得なくなった病院もある。

前者の場合は、全国のほとんどの自治体病院で、議会は言うまでもなく、ボランティアを含め、医師探し、職員探し、予算の工面にと、四方八方を奔走しているという。全ての病院が、市民総出で立て直しに力を尽くし、しかし効無く、閉院に追い込まれている。

膨れる一方の病院では、来てほしくない研修医も研修希望をし、閉院に追い込まれる病院では、研修医はおろか、常勤の医師さえ集まらないという。

この二つの、全くの明暗を分ける要因とは、どのようなものであろうか。その点について、取材した結果をまとめてみる。5施設の調査からである。

閉院に追い込まれた総合病院

第1の問題は、まず、閉院せざるを得なかった病院の地域における存在が、きわめて曖昧であった。医師不足のない時代に開院したのだが、当初より、市民の要望の多い科を中心に設立したこと。一般内科と一般外科が中心で、人員もこの二つに多く集められた。ある意味では、地域医療を担うという目的であったように推測される。そのため、地域の一般内科や一般外科の開業医との病診（病院と診療所）連携など、まったく考えられていなかった。

第2の問題は、一時、流行したどんな患者も総合病院志向で診療を受けるという時代背景に、偶然、同調しただけで、それ以降の総合病院離れの時代を乗り越えるという、総合病院としてのアイデンティティに乏しかった。

第3の問題は、いわゆる、マイナーと言われる眼科、皮膚科、泌尿器科、産婦人科、その他ほとんどの診療科が、周囲の開業医との競合を危惧して、パートタイマーの医師で賄い、常時、2次診療はおろか、プライマリーケアさえできない状況であった。

第4の問題は、2次診療を受けるべき総合病院でありながらも、先端医療機器は一切なく、今日の一般開業医程度の診断医療機器しかなかった。今日の「専門医の開業医」が、揃えているような医療機器さえ揃えられていなかった。

第5の問題は、病院経営が当初の総合病院集中型医療の時代は、かなり市の財政を助けたのであるが、一旦、総合病院離れが進み始めると、ほとんどの患者は、開業医を受診するようになり、収入は極端に減少した。市には、病院を支えるだけの産業があり、決して、貧困な市の財政状況ではなかったが、市議会は放漫経営を行い、「病院は、金を産むところである」という従来の観念を持ち続けたため、「病院への予算供給」など、あり得ないと考えていた。病院の医師たちから、何度も先端医療機器購入の予算請求があったが、「まさか、病院から金をよこせ」など言うはずがない、まして、「先端医療機器など、大学病院にあれば十分」と、判断し、周囲の総合病院がこぞって先端医療機器を導入することに対して、反論さえしていた。

考え方としては、決して問題があったわけではないし、他の病院のように、無駄遣いを防いだ点では、立派な市議会の方針であった。しかし、現実的には、日本の総合病院のほとんどが、余分であると知りながらも、赤字財政にしてまでも、高額な先端医療機器を揃え始めていた。庶民が、機械が揃えてある病院へ流れるのは、致し方のない現実であった。

遂には、総合病院でありながら、開業医からの紹介もなく、直接、診療を求めてくる患者も、1日30名程度になり、赤字財政状況の連続で病院の売却を市議会で決議したが、ただの箱など誰も買わず、閉院となったという。

この結果、開業医を訪れる患者数は、若干増加したのであるが、「総合病院での地域医療」に慣れた患者たちは、周辺の市町村の総合病院へと散っていったのである。午前中に病院外来を訪れて、もし悪化すれば、救急外来を訪れれば、十分、事足りるようになっていったのである。

巨大化する地方の総合病院

片方では、閉院に追い込まれる病院が続出する中で、同じ地方にありながら、来院患者数は、増加の一途であり、入院患者数については、ベッドの空く暇がないという病院もある。先に紹介した、都市の中心部から、遠くはなれた田園地帯に建て直された総合病院である。

この病院については、その周辺地域の人たちは、「何ゆえ、あれだけ巨大化したのか」について、ある程度のことは承知している。それゆえ、知られていない理由についても言及し、今日、医師不足と言われながら、「何ゆえ、その病院だけが医師過剰になっているのか」についても言及しようと思う。

第1の理由は、この病院の経営母体は、全国組織であり、かなりの数の国会議員を国会に送り込み、政治行政からのバックアップは、ほぼ完全に近い。政治献金も巨大であり、与党の半分以上は、この団体からの援助を受けていると推測されている。それゆえ、この組織の存在が危うくならない限り、病院の経営は、赤字であろうが、黒字であろうが、この団体にとっては、微々たるものと考えられている。いわば、大金持ちの団体である。

第2の理由は、巨額の資金を利用できる限り支払えるため、この団体の経営する病院のバックには、必ず有名国立大学の医学部全体が、「援助組織」として存在している。大学病院各科の教授はもとより、病院の医師人事についても、困ることは一切ない。1人や2人の部長クラスの医師の派遣を要請すれば、即刻、赴任してくる。中堅クラスであっても、初心者クラスであっても、思い通りになるくらいに、羨ましくさえ思える医師の派遣状況である。

例えば、最近、問題になっている産婦人科医の不足問題についても、医師過剰ではないかと思われるくらいに、充足している。同様に、小児科医も、内科系の各専門医、外科系の専門医、さらに、研修指導医、専門医の指導医に至るまで充足している。

もとより、大学病院の研究室には、通常100名以上の、教授が自由に動かせる医師が登録されており、いかに医局講座制が民主化されたといっても、先を考える医師たちは、教授の命令には逆らえない仕組みになっている。先に、紹介した学位取得だけではなく、将来、大学の教官を目指す医師たちは、教授の推薦が最優先されるため、一切の反抗は許されない。

このように、大学病院は、豊かな人材で溢れている。あたかも、将棋の駒のように、教授の一言で医師派遣依頼に応えることができるゆえ、かの団体は、全科の教授と密な連携を保ち続けている。これで、この団体が経営を行っている日本中の総合病院は、世間の「医師不足」問題とは、無縁になる。

第3の理由は、この団体が経営する総合病院では、全国の大学病院に先駆けて、高額な先端医療機器を揃える方針にしている。PET－CTを、全国に先駆けて導入したということが、この方針を如実に語っている。現在もなお、PET－CTを導入している医療機関は、きわめて少ない。それにも関わらず、このような高額な医療診断機器を導入できるくらいに、財政豊かなのだろう。

第4の理由は、PET－CTに代表されるがごとく、本邦でも大学病院に先駆けて、高額な医療機器を揃えている医療機関は珍しい。もちろん、そのほかの医療機器についても同じように、最も新型の機器を揃えているという。まず、この団体の経営する総合病院に、揃えられていない先端医療機器はないであろうとさえ言われている。

このように、先端医療機器を揃えられるだけ揃えておれば、今日の医師たちは、「来るな！」と言っても、集まって来るのは、火を見るより明らかであろう。すでに、著者が紹介したように、今日の医師たちによる患者の診断は、機械が行うものと信じて疑わない人間に成り下がっているのであるから。

「傾聴」という言葉さえ知らない医師たちは、研修病院として適切か否か、勤務するに適当かどうかを判定する基準に、どれだけ多くの先端医療機器が揃っているかを第一にするようになっている。患者の訴えに耳を傾け、「どれだけ患者がつらい思いをしているか」などには、全く興味がなく、病気を診断してくれる「面白い」先端医療機器の揃い具合にしか興味を示さない。このような医師たちには、PET－CTの存在は、まさしく目玉商品として目に映ることと間違いなしである。脳波診断医となるのに5年は要するのと比べれば、判読の訓練も容易に済ますことができ、ほとんどの疾患を見つけてくれる機械である。これほど便利なものはない。今日の医師たちにPET－CTの存在は、その病院を研修先、あるいは勤務先として決める最優先機器であろう。

第5の理由は、最終的には、「第1から第4の理由」によって今日の医師たちが集まり、診療室が充足すると考えられる。そして、この団体が経営する総合病院は、医師が多数集まってくるため、病院の建物も大きくなっていく。経営者にとっては、先端医療機器の導入により、多くの医師が集まり、目先のきらびやかさに見惚れて、患者が多く集まり、巨額の収益が上がるという、「良循環」の連続である。医師たちにとっても、患者たちにとっても、巨大な建物の総合病院での診療を受けたというのは、同じように巨大な安心感につながると考えられる。

建物の巨大化、設備の充足、そして大学よりのバックアップによる内容の充実と三拍子揃えば、これからも、もっともっと巨大化していくことであろう。しかし、この団体が経営する病院から、傑出した医師なり、業績を生み出したという話は聞いたことがない。ひがみかもしれないが、金銭やモノで釣り上げた医師たちには、そのような業績を生み出すという動機もなく、志向性もないのかもしれない。あるのは、全て金銭と外見のみの充足に思える。虎の衣を借りた猫のようなものではないか。

このような総合病院で勤務しておれば、医師などの待遇は、この上ないものであろう。建物も、設備も、待遇も全て三拍子揃っていれば、よほどのことがない限り、苦労して開業を行うなど、考えも及ばないはずである。まして、訪れる患者は、依然として残っている総合病院志向の患者ばかりであるという。そうであれば、現在の病院で地域医療を行っているつもりになっておれるため、これ以上の満足は求めないであろう。

患者は、巨大な建物と、高額な先端医療機器と、多人数の医師という蜃気楼《しんきろう》に魅せられて、巨額の医療費の支払いに訪れ、「最高の医療とは、このようなもの」として感じるようになるのだろうか。

地域医療を担う医師は生まれるのか？

今日の医療界では、すでに、本来の「地域医療」を行う家庭医・ホームドクターは、かなり老齢の医師を除いては、存在しなくなっている。ほとんどの医師が、自宅は診療所と離れたところに設けている。そして、24時間態勢で患者の診療依頼を受ける医師は、ほとんどいなくなってしまった。今日では、このような形態が常識とさえなっている。仮に、自宅と診療所を同じところに設ける医師であっても、夜間の診療は行わない。否、行わなくても良いような社会構造になっているからである。さらに、もし、夜間の診療を行っても、医師自らの健康を害するだけで、地域の患者たちは、「夜間の診療を依頼するくらいであれば、総合病院の救急に行く」というように、健康保険制度が変わってしまっているからでもある。

患者の側から言えば、「夜間に病気になったら、地域の開業医では当てにならない。高い往診料を支払うくらいなら、救急車を呼んだほうがよほど安上がりになる。それに、これといった検査機器も揃えていないのだから、診療を受けたほうが、不安になる。結局は、大きな総合病院へ行くことになるから」となる。

このように、地域医療を行う医師たちの「問題性」と、診療を求める患者側、双方に新たな「問題」が生じたためであろう。

今日、行政では、「担当医制度」なる法律を制定し、地域の「担当医」の紹介状なくしては、他の医療機関で診療を受けることができなくなっている。この制度を、その文面のまま使用するとなると、今日の医療状況、あるいは患者側の心理から見れば、夜間に突然、病状が悪化したり、病気が発症したりした場合、地域の担当医は、「紹介状」を書くだけのために、夜中に起きなくてはならなくなる。

救急車をタクシー代わりに

もちろん、例外はあるものの、救急車を扱う消防局の統計では、夜間の救急として搬送する患者の80%までもが、「夜は、誰も診てくれないんじゃないか、という不安が病気をつくりだし、特に治療も必要なく、一度、医師の顔を見るだけで、帰宅できる」ということである。不安が醸し出した「不安障害」患者のタクシー代わりを、救急車が行うことになる。したがって、「交通事故や心筋梗塞、脳梗塞などの循環器疾患の患者を、病院へ搬送してくれとの依頼が入っても、『不安障害』の患者が、救急車を占拠しているため、これに応じることができないことが多い」ともいう。実際に、救急隊で見学してみると、このような理不尽な現状をまざまざと見せ付けられる。

夜中の2時から3時頃、救急隊への第1報が入る。「心筋梗塞になったようで、すぐに救急車をお願いしたい」と。救急隊員は、一方では出動の準備をしながら、他方では「どのような状況ですか。診てもらえる病院は決めてあるのですか」と、対応する。「胸を押さえて痛がっているんですよ。今にも死にそうだと言って。痛さのあまりでしょうが、家の中を走り回っています。すぐに来てください。病院は、救急隊で決めてください」と、あわてふためいての応答である。しかし、救急隊が自宅に付く頃には、その痛みは治まっており、家族の要請で「もし、大変な病気であったら、取り返しがつきませんから」と、救急病院に搬送されることになった。病院に到着するや、あらかじめ救急隊からの無線連絡で得た情報により、「心電図と心エコーの検査をしましょう」と、患者の顔さえも診ないで型どおりの聴診を行い、検査室へ直行となった。

待つこと2時間、患者はベッドに寝かされたまま、家族が付き添い、医師からの説明を聞くことになった。医師は、「心電図にも、心臓のエコーにも、両方とも異常は見られませんね。ストレスでしょう、気楽にして生活してください。お薬は、ありません」と、帰された。

精神医学的には、「パニック障害のパニック発作」と診断されるが、そのような全般にわたる知識を持ち合わせていないのが、日本の救急医療従事者のお粗末さを表す特徴である。患者は、訳もわからず、帰路に就かざるを得ないのである。

日本の緊急医療の遅れ

良く知られている、米国の人気テレビ番組〝ＥＲ〟では、内科系の医師が、「あなたの病気は、心臓の病気ではなく、心の病気のようです。今日は、一応、薬を出しておきますが、数日中に、精神科医の治療を受けてください。紹介状も書いて差し上げますから」と、ていねいな説明を行い、今後の指針を教えている。

日本では、このような光景は、まず見ることはできないであろう。専門医は自分の専門分野以外の知識は、捨て去るというのが常識となっている日本の医師とは、大きな違いである。米国においては、救急医であろうが全般的医学的な知識と実習を経て、初めて、救急医の専門医として働くことが許される。

日本の救急医療の現場と、米国の救急医療の現場との違いを見るのに、この〝ＥＲ〟という番組は、実に勉強になる。〝ＥＲ〟では、救急車で搬送された患者について、現在、何が必要かを判断する医師がいる。内科救急か外科救急の患者であるか、専門医による高度医療の必要な患者であるか、その場で処置を行うべき患者か、あるいは、治療の必要のない患者か、治療の不可能な患者かを、一瞬のうちにふるい分ける。

ふるい分けられた患者は、各部署のリーダーに渡され、リーダーは、患者の応急治療を行うに当たっての分担を指示する。すでに、患者は、可能な限り短時間で詳細な問診・視診・触診・打診・聴診などが行われ、リーダーに命ぜられた担当医は、患者と付き合いながら、精密検査の指示を出す。指示を出しながら、患者の心のケアと身体的な基本治療を開始していく。手術の可能性がすでに示唆されておれば、検査結果を待たずして、執刀医、介助スタッフと麻酔医を待機させておく。検査結果が出ると同時に、処置できるように準備しておくのである。検査中も、同時進行でその患者の状況が、リーダーとスタッフに伝わるようになっており、あたかも、傍に患者がいるがごとく、処置への態勢が整えられていくのである。

患者は、通常、混乱していたり、痛みゆえ、苦痛ゆえに、自らの状況を一度に伝えられないことが多かったりするため、必ず、スタッフの１人である心理療法士が、終始付き添うのである。心理療法士といえども、日本とは異なり、心理学のみにとどまらず、心身の医学的基本的知識、ほとんど全ての疾患の基本的知識およびその治療法に至るまで習得している。

余談ではあるが、「日本の医師の医学的レベルは、米国の臨床心理療法士より劣る」という米国の医師たちもいる。もちろん、救急隊といえども、ただの患者を搬送する「運び屋」ではなく、救急車の中では、救急医療行為を行いながら、患者を救急医療施設へすぐにも渡せるように、救急医療のＡＢＣである気道の確保、呼吸、心臓の管理、さらには点滴を行い、血管を確保するのも常識的な国家資格を持った救急隊の業務となっている。

救急隊の存在そのものが、日本のような〝患者搬送業〟や〝公営のタクシー〟ではないため、救急隊を呼ぶ側である患者も、然るべき理解をもって依頼するのが常識となっている。

米国の救急隊への理解と、日本での理解がこれほどの隔たりがあるため、依然として、日本では〝公営無料タクシー〟として、救急車を使用し、救急医療室を単なる夜間外来程度にしか考えられていないのだろうか。

国公立病院の外来診療時間は、平日午前12時に終了、開業医は、監督官庁に届け出た診療時間内に終了するように義務付けられている。しかし、突発的な病気が観られるのは、ほとんどその合間である。人間の恒常性を守る、「防衛機能と修復機能」のサーカディアンリズム（日内変動）から観ると、この「合間」が最も低下しており、疾患が出現しても、悪化したとしても何ら不思議ではない。

（著者の研究課題でもあるが、平易に表現するなら、人間の防衛反応を司る免疫機能は、緊張状態から弛緩状態になった頃に、最も低くなり、その後、リバウンドで上昇し、30分程度で通常の状態に戻る。しかし、夜中は、弛緩状態が続いているため、抵抗力は、昼の約10分の1まで低下している。同様に、人間は、常に崩壊と修復を繰り返しており、これを司るホルモンの値は、夜低く、昼間、日光に当たったときに最高値になる。）

それゆえ、夜間の救急態勢は、昼の救急態勢より充実する必要がある。日本で救急医療といえば、報道番組のみならず、テレビドラマなどには、決まって出てくるのがN医大病院救急医療室である。しかも、唯一、精神科医が常駐する救急医療室でもある。たった1人だけではあるが。それでも、「救急医療とは、どのようなものか」という疑問に対して、模範解答となるという意味では、重要な医療機関である。しかし、一度も他の総合病院の救急医療室が、テレビドラマはもとより、報道番組にさえ出てこないのは、日本の救急医療の貧困さを表していると思われる。それゆえに、一般の総合病院の救急医療室が、あたかも夜間診療室として利用されても、致し方ないのではないか。

先に紹介した団体の経営する総合病院の救急医療室は、常にパンク状態であるという。そのため、周辺の市町村の公立総合病院への援助依頼がなされざるを得ないが、ほとんどの場合、「お宅で受け入れられない患者を、こちらで受けるなど不可能です」と、断られ、患者のたらい回しが始まるともいう。

一方では、N医大救急医療室への勤務希望者は、増える一方であるが、かの団体が経営する総合病院を除き、他の総合病院の救急医療室への勤務を希望する医師はほとんどなく、昼間、日常診療を行う医師たちが、交代勤務で救急医療室を運営しているというのが、全国の救急医療の現実である。多くの公立、あるいは私立の総合病院では、400床程度の規模の病院で内科系、外科系の各1人ずつが、夜間救急医として勤務しているのが現状であるという。これに加え、産科当直医だけは、別に1人ずつ、夜間当直に当たっているという（産科医が1人の場合は、毎日。2人の場合は、隔日の当直となる）。

このような総合病院では、翌日も外来診療、病棟回診があるため、夜間の救急と言いながらも、実のところ、午前1時頃までが限度で、それ以降は、医師が仮眠を取るため、救急患者の診療依頼があっても、警備員が「現在、手の離せない救急の患者さんでいっぱいです。他の病院を当たってください」と、答えるのが常識であるとさえいう。

かつての国立病院の緊急医療態勢

著者の経験で恐縮だが、昭和50〜60年代の国立病院では、昼の勤務を早く終えたとしても

18時で、すでに17時から救急室勤務を兼任しており、2次救急指定病院であったため、方々の開業医から救急患者が送られて来ていた。手首から先を事故で切り落としてしまった患者の手を、再び使えるようにつなぎ合わせる手術を行ったり、灯油で全身火傷事故にあった患者の処置を行ったり、自殺目的で服毒し、口の周りからただれた患者の救命処置を行ったり、小児喘息で窒息状態の幼児の治療を行ったり、不明熱の患者の動脈血を顕微鏡で原因となる菌を探しながら、他方で、割腹自殺の手術を行ったりと、想い起こせばきりがないほど、困難な患者の治療を手がけなければならなかった。

それに加えて、病棟の患者の急変への対応も同時に行うのが、救急室を担当する当直医であった。手首を切り落とした患者には、8時間連続で動脈縫合、神経縫合、皮膚の縫合を行い、ギプスを巻きつけて終了。服毒自殺の患者には、胃洗浄を行い、点滴で3箇所に解毒剤を注射し、人工呼吸器を取り付け、片方では、瀕死の小児喘息の幼児に呼吸器と点滴を行うこともあった。しかし、一度に多数の救急患者が搬送されて来たため、どうしても1人では処理しきれないときは、病院敷地に住む、他の医師に応援を依頼したこともあった。何科の医師であれ、いかなる時間であれ、快く手伝ってもらえた。というより、かえって手際よく処置を終えてもらえた。

ただ、国立病院というところは、最低限の予算で最大の効果をあげることが要求される総合病院であることを知った。医師は、「技官」であるゆえ、最も給与が低く、それでいて全員、病院敷地内の官舎に住まわされ、「晩酌を行う医師であっても、要請があればすぐに救急室に出られる程度に飲酒すること。酒席にいても、要請があればすぐにも病院に戻れるように。休日たりとも遠出をするときは、必ず、自分の代理を行える医師に依頼をするように」と、書かれた院内規定を院長から渡され、同時に、「1人でも多くの患者を診るように」と、赴任時の辞令と共に、告げられたのである。

給与に関しては、「事務係長と医長とは同等であるが、国家の規定により、技官の方がかなり低い。それゆえ、今年より特別に手当てが付くようになり、事務係長に近くなったのであるから、感謝して国家に奉仕するように」と、訓辞を受けたのである。

この時点から、日本の高級官僚、政府などは、末端の人間は、「最低限の給料で、最大の効を発揮する」ような、「働き者ほど馬鹿を見る」医療政策を目論んでいたのである。しかし、公務員という職責は、貧乏だが「親方日の丸」であるため、時速40km制限の道路で、時速100kmで走って免許証取り消し処分となっても、翌日、速達で免許証が自宅に送られてきたという証言がある。また、夜間、女性とドライブに出かけ、パトカーにスピード違反で追いかけられているのに気付き、逃げとおそうとして、160kmのスピードで走り、ついには、検挙に至っても、「明日まで、タバコ1カートンを警察の2階の事務室の机の上に届けておきなさい。

そこには封筒があるから、違反切符を入れ、免許証を持ち帰りなさい」で済んだという証言もある。案の定、翌週には、ピストルを持って放さない自殺志願の警察官の診察を依頼され、しかも、診療録なしでの診療を、有無を言わせず行わされたらしい。当然、支払いはなかったという。

これも、救急患者として扱われた患者である。数週後、この患者は改善したのか、今度は著者の当直日に救急室へやってきた。そして同じように、やはり刺青の梅毒患者をカルテなしで、診療・治療させられた。

ほんの一部であるが、救急診療室を訪れる患者は、実に多岐にわたっており、決して、N医大の救急救命室のような、華やかなものではないと思われた。しかも、総合病院である国立病院の救急診療室には、当時でも検査機器は、心電図や顕微鏡しかなく、ましてCTなどは、夢の夢であった。ここまで来ると、日本の国家が経営する総合病院が、このように貧弱な設備の中で、人間である医師、薬剤師、看護師、検査技師などの医療スタッフの人力のみで、しかも、可能な限り少ない人数で、全ての医療を担うようにつくられていることが判明した。

今日、この国家経営の総合病院が、相次いで閉院、あるいは統廃合されている現状を見れば明らかであろう。これが、政府・与党の選挙公約である「行政改革」なのだ。

先端医療機器を求めてやってくる医師にとっては、このような医療機関は、全く魅力のないところとして、目もくれない。しかし、医療費の少ない診療を求めてきていた一般市民にとっては、国立病院の統廃合や閉院は、「貧乏人は、医療を受ける権利や資格なし」と、告げられたのも同然である。「今後は、命に関わる病気にかかっても、貧乏な人たちは、救急医療サーヴィスを受けることができない」と考えるべきか。

不安を持ちながら生活していく我々庶民の気持ちを、行政・官僚は、どのように感じているのか。それとも、やはり、無関心なのであろうか。末が危ぶまれる。

第6章　地域医療の中での開業医の役割

開業医に起きている変化

従来であれば、医師が「来年から開業することに決めたよ」という表現は、すなわち、「来年から地域医療に専念するよ」ということと同義語であった。本来であれば、現在も同義語のはずである。すなわち、1人で診療所を開業して行える医療は、地域に根ざしたプライマリーケアが限度である。それゆえ、一般内科と一般外科として、大まかな診療科目の標榜となっていた。医師にとっては、この二つは基礎中の基礎であるため、例えば、「眼科・内科・外科」、「泌尿器科・内科・外科」、「皮膚科・外科・内科」、「精神科・心療内科・内科」等などのように標榜するのが、常識的であった。医師であれば、専門科以外にプライマリーケア医としての内科疾患や外科疾患を診断し、治療を行うのは、日常的な診療であった。

仮に、道を歩いていて、ちょっとつまずいて擦り傷をつくってしまったときに、気楽に消毒処置や化膿予防の抗生物質をもらえるのが、地域医療の開業医であった。風邪を引いたかなと感じたときに、すぐに診て薬を出してもらえるのも、地域の開業医であった。また、風邪をこじらせて肺炎になったときは、聴診器一つで診断し、すぐに総合病院へ入院できるように紹介状を書いてもらえたのが、地域の開業医であった。アトピー性皮膚炎やジンマシンの子どもたちの全身に軟膏を塗ってくれ、「お母ちゃんに、毎日、同じように塗ってもらうんだよ」と、教えてくれたのも、地域の開業医であった。学校の運動場で、竹棒昇りで落ちて骨を折り、泣きながら先生に背負われて行った医院の入り口で、「あとは、先生が治してあげるから、大丈夫だよ」と、抱っこして、診療台の上まで運んでくれたのも、地域の開業医であった。久しぶりに鰻丼を食べて、骨が喉につかえて痛くて仕方なく、連れて行ってもらった医院の先生が、「奥に、ご飯があるから、噛まないで一口で食べてみなさい」と、思いっきりご飯を飲み込み、骨は取れ、「もう骨はないから、安心して良いよ」と、診療代も請求しなかったのも、地域の開業医であった。寒い雪の降る夜中に、熱を出したときに、スキーを履いて往診してくれたのも、地域の開業医であった。

しかも、開業医で自らの健康を害した医師は、少なくとも著者の調査では、一般の人たちよりきわめて少ないという結果が出ている。一部の医師を除いて、決して「医者の不養生」ではなかった。

子どもの頃、地域の開業医に診てもらったことを、一瞬、想い起こすだけで、切ないくらいのことが湧き出てくる。今日の医師たちから見れば、アナクロニズムも良いところかもしれない。医者のよき時代の、昔の思い出に浸っていると言われても、致し方ないことかもしれない。

しかし、著者は、農家の生まれであり、決して裕福な家庭に育ったわけではないが、医師のよき時代であっても、開業医が最も高額所得者の時代であっても、成人する頃までになっても、「医師が、金儲けのために親切にしてくれた」とは感じたことがない。医師と縁遠い、病気一つしない人たちも、医師の生き方を「金儲けで、こんな田舎まで来てくれる」と、言った人は、見たことがない。今日、若き医師が「年俸は、いくらだ」と、口を開けばお金の話になることのほうが不思議に思われる。

現代の若き医師たちに、「君たちは、私が思い出のように話した医師のように働けますか？」と、質問を投げかけたい。

答えは、今さら言うまでもない。「昔と今とは違うんだよ。あなたの話は、ただの懐古趣味なんだよ」と、答えるであろう（現代は、目上であろうが、このような表現が当たり前となっている）。著者の想い起こしたような医師を、見つけることさえ困難な世の中になっていると考えているからであろう。

「生かさず殺さず」という行政

しかし、よく調べてみると、団塊の世代以前の年配の医師だけではなく、かなりの若い医師であっても、著者の古くさい「思い出」のような診療を行っているのを見つけることができる。地域医療に身を挺することを、医師としての生き方としている。昼夜を問わず、地域の人たちの診療を行っているため、健康保険への診療報酬請求は莫大である。

しかし、このような医師の存在を、手をこまぬいて見ているような行政ではない。診療報酬の大部分を、「過剰診療である」とか、「1人では、診ることのできない人数である」と、例の「個別指導」を行い、その結果、毎回、「診療報酬の自主返還」を命じているという。ところが、これらの医師たちの中から、いわゆる、「黒部事件」のような犠牲者が出て、社会問題化することを恐れる行政は、「生かさず殺さず」政策に転じた模様である。

（行政は、まず、「自浄効果を求める」として、医師会に集団指導を任せ、「それでも『目にあまる医療行為』を行った場合のみ、個別的に指導を行う」なる指針を出し、第1段階での指導責任を逃れ、「『いかんともし難い医師』にのみ、個別指導を行う」とし、しかも、違法な医療行為ではなく、平均的診療報酬を上まわる医師に対して、様々な言いがかりとも思える「指導」を行い、有無を言わせず、診療報酬の返還を命じながら、違法な医療行為ではないため、形式的には、「自主返還」を行わさせる。平易に表現するなら、「違法ではないが、他の平均的な医師たちよりも、若干でも高額の診療報酬を受け取っている医師からは、『自主返還』として、医師の責任で診療報酬を国に返還させる」。

この医師が、昼夜を問わず、地域の人たちの診療に専念した結果、若干高額の診療報酬を得た場合であっても、食事も摂らずに、大量に訪れる患者を診療した場合などは、どうしても診療報酬は、来院患者の少ない開業医より若干高額とならざるを得ない。このような場合であっても、「これだけの人数を診療することは不可能である」として、自主的に、報酬の返還を命じられるのである。医師としては、診療拒否するわけにもいかず、致し方なく、昼食も摂らずに診療を行った場合でも、同じように、診療録の記載漏れを無診療として指摘されたり、過剰請求として指摘されたりして、そのほとんどの診療報酬の返還を命じられる。しかし、これについても、違法診療ではないため、集団で圧力をかけた右の「自主的な診療報酬返還」となる。）

このような、行政の開業医に対する「生かさず、殺さず」政策に拍車をかけるように、健康保険制度の改正（改悪か）による、患者負担金額の増加は、「弱者と老人には、医療など不要である」と、宣告されたのも同じではないか。

この状況下での開業医は、先に紹介したように、「専門開業医」として、活路を見出そうとあがいているだけのようである。この「あがき」に気付かず、先端医療機器を次から次へと導入し、患者にとって、要・不要に関わらず、多人数に検査を行うことは、火を見るより明らかであろう。しかし、今回の法改正は、これをも許さない強硬な法令であることを知らないで、ほとんどの医師たちは開業医となったり、開業しようと考えたりしている。

今回の法改正は、「患者への医療の充実」と、表向きは「美しき日本」を目指した宰相以前から決まっており、ただ、庶民が知らされなかっただけであるという。しかしながら、現実は、「医師1人当たりの診療可能人数制限」が、決定されてしまっている。

例えば、ある診療所で、昼に一度、軽い風邪として診療を受けたとする。同じ患者が、夜間に高熱を発するくらいに悪化し、同じ診療所を訪れた場合、診療時間内には、国家より認められている人数の限度を超えているのは当然である。しかし、医師は、その患者を診療できる能力を持ち、受け入れる体制にあり、治療法がわかっていても、保険診療として診療報酬を求めても支払われないため、ほとんどの医師は、致し方なく「よそへ回ってください」と、断らざるを得ない状況が法律で明言しているということを、患者側のほうが理解しなければならない状況となっている。もちろん、診療報酬として医師に支払われるのは、他でもなくその患者自身の費用からである。

国家が、診療報酬を医師に支払いたくないため、開業医1人当たりの診療限度人数が決められているため、患者を見殺しにするか、自由診療にするか（自費診療）、患者のたらい回しにするかの三者しか、選択肢が無くなっていくのである（医師が、患者を無料で診療したり、診療した料金の割り引きをしたりすることは、社会保険法で禁止されているからである）。

結局のところ、開業医の所得を減らすために、患者という弱者にしわ寄せを持っていくように、政府・行政が、奨励する結果になってしまったのである。

老人の場合は、さらに悲惨である。ただでさえ、他の文化圏より低い年金から、保険料が天引きされるように決められ、病気にかかった場合、さらに自己負担金が増えているのである。

このような状況においても、開業医は、増える一方である。しかし、増えている開業医のほとんどは、「専門科」の開業医であり、地域と密着した開業医ではない。今日では、総合病院の各科が分散しただけの開業医が増加し、先端医療機器を個々の開業医が揃える結果になっているため、「患者の言うことに耳を傾けることも無く、聴診器などという骨董品のような医療機器は使わず、検査をしても、説明は5分以下（法令では、5分以上でないと診療費は健康保険からは支払われないが）、高額になった支払いだけは、非情なまでに求める」というのが、普通の開業医となっている。

ある、耳鼻咽喉科の地域医療を行っている開業医は、偶然、診療所の前で転倒し、骨折した老人の治療を行い、健康保険へ診療報酬を求めたところ、「届け出外の科目の診療である」として、診療報酬の支払いを断られたという。

地域医療を行う、開業医の互助的な法的に認められた集団である医師会の会長が、「開業医は、専門科の診療に専念するのではなく、可能な限り、いかなる患者であっても診療すべきである」と公言したのは、在任中であった。しかし、これは「絵に描いた餅」であり、「陰に隠れて診療を行い、診療報酬は『別の形』で行いなさい」ということであったという。「別の形」とは、どのような形態であろう。「内科医が、外科医の行う領分の診療を行った場合、内科的な診療を行ったことにして、診療報酬を求めなさい」ということか。このようなことを行えば、即刻、医師免許取り消しか、健康保険医資格の没収であることは明らかである。いずれにしても、地域医療を行いたい医師は、医師としての、人間としての、生活の保証さえも疑わしい時代になっている。

「地域医療を行う医師を飼い殺しにして、弱者・老人は、早くこの世からいなくなれ」という新しい医療制度は、すでに数年も前に決まっていた。そしてこれは、法律として制定されたが、これが実施されるのは国会議員の選挙に関わるとしてひた隠しにされ、あたかも、突然、決まってしまったかのように実行されたのである。

地域医療の終焉と共に、「新しい開業医」が、続々と誕生していく時代へと変わってきたのである。

薬局によるプライマリーケア化

この10年間あまり、医師の処方がなければ服用できなかった薬剤が、知らず知らずに、市中の薬局や大手チェーンの薬販売店に並ぶようになってきている。それ以前から法律が変わり、「自分の健康は、自分でお金を出して守りなさい」、「少々の病気なら、近くの薬局で薬を買って治しなさい」、「軽い病気で、医師の診療を受けないように」と、安全性の確認される前に、多くの要処方薬剤が一般の薬店に並ぶようになったというのは、記憶に新しい。日本人が薬局で買うのは、せいぜい、風邪薬か下痢止め、便秘治療薬と相場が決まっていた。そのため、「薬剤情報」など受け取ることもなく、服薬説明も必要なかった。

そのような歴史の中で、突然、医師が処方していた胃潰瘍の治療薬、睡眠薬、精神安定剤、肝臓への毒性の強い鎮痛剤などが、市販されている。いわゆる、水虫の塗布薬や緩下剤などと同じレベルで扱われ、店頭販売されている。中には、フェノバルビタール（今日では、医師は処方することさえない）という、きわめて毒性の強い精神安定剤まで薬棚に置いてあったのには、驚きである。

このように、政府行政より決められた指針は、「病気にかかっても、最大限、医者にかからないで、自分でお金を出して治しなさい。健康保険を使われると国の出費が増えて、核ミサイルが作れなくなってしまいます」ということであろう。まずは、「プライマリーケアは、患者自身で。しかも、健康保険を使わないで行いなさい」ということである。

この言葉と同様な発言が、国会答弁で行われているという事実は、あまり知られていないようだ。行政の言葉で、よく「健康保険を使わないように」と言われるが、健康保険の掛金は、患者本人が支払ってきたのであり、決して行政からの施しのお金ではないはずである。本人のお金を本人が使うのに、国の許可が必要であったり、制限されたりするというのには、どうも納得のいかないところである。

このように、今後、プライマリーケアのかなりの部分は、一般の薬局で行うような方向がかなり進んでいくような状況である。現実に、市中の薬局の薬剤師が、一生懸命、医学の勉強をして、客に説明を行っている光景をよく見るが、この実態も、行政府の方針の結果である。

プライマリーケアの、地域薬局への移行政策により、打撃というより多大な被害を受けたのは医師ではなく、患者である。薬局では、薬剤師の診療行為および処方は、医師法・薬事法により認められていない。そのため、「無診療」による規格品の均一薬剤投与となる。薬局や薬店の薬剤師は、全く診療を行わずに診断し、客である患者、患者である客に、いくつかの薬を選び、投与することになる。

（実のところ、「問診と視診により、簡易診断学と照らし合わせて診断し、処方を行い、治療を行うのであるから、厳密にいえば無資格診療に当てはまる」と断定する法律家もいる。）

行政は、すでに、「無資格診療」という、違法行為を国民に指示したことになる。国家行政は、いかに法律に無知であるといっても、資格を認可する立場にあるにも関わらず、無資格診療を国民に強制し、無資格者に診療を受けるように国民に強制をしたのである。ここに至っては、「国会議員は、法律に疎いからね」などと、笑って済ませるわけにはいかないのではないか。

しかし、ある国会議員にこの点を問いただしたところ、「薬剤師に、薬局や薬店の管理を命じても、診療を命じてはいない。視診や問診をして、その上で診断を行い、特定の薬剤を勧めたとすれば、違法行為をしていることになる。そのようなことを、薬局や薬店を預かる薬剤師が行ったとすれば、むしろ、その薬剤師が処罰されなければならないはずである。もし、そのような行為を行っている薬剤師の名簿があれば、国の方から告訴することになり、資格は剥奪しなければならなくなる」と、いわゆる、「トカゲのシッポ切り」の言明であった。著者は、これを聞いて、「モノは言いようであり、いつでも損をするのは、庶民である」と、感じたのである。

薬剤師の誤診の後始末

薬剤師による、にわか仕立ての診断による「治療としての薬剤の投与」であれば、誤診が多く、選択された薬剤の誤りも多数出てくる。その後始末が、結局、医師に回ってくるのである。薬剤師による、にわか診療により、かえってプライマリーケア医の仕事が増えてしまったのは、言うまでもない。庶民のことを考えず、己のために考えた行政官僚の浅はかさが、白日の下に晒される結果となったのである。防衛予算に回そうと考えられた官僚の意図は、あやうくも崩れ、予想だにしなかった医療費が必要となってしまい、計画は破産し、「薬剤師がプライマリーケアを担う計画」は、露と消えてしまった。

「核弾頭を作るためには、これ以上、社会保険庁からは、一銭でも多くお金を出すわけにはいかない。庶民に健康保険を使われたのでは、この計画が遠のいてしまう。作製する能力が有りながらも、密かに作製する予算を作らなければならない。種子島から、せっかく観測衛星として、弾道ロケットの製作技術を世界に知らしめ、あとは、衛星を核弾頭にすげ替えるだけ。庶民に知られずに核弾頭を作製し、核保有国となる寸前まで来ているのに、庶民の健康などに予算を回すなど、無駄もいいとこだ」というのが、為政者の本音であろう。

このような推測を、「妄想」として捉える向きもあるかもしれない。しかし、歴史が物語るように、人工衛星の打ち上げ成功が、すなわち、大陸間弾道弾の製作能力の世界へのお披露目であったということを知らない人は、よほどの無知か新聞さえ読んでいなかった人であろう。ソヴィエト連邦時代に、米国に先駆けて人工衛星を成功させたときの米国の怯えは、想像を絶するものがあったという。

日本には、核弾頭を作る技術力も材料も、全て揃っているというのが、科学者間の暗黙の了解事実である。あとは、「うまく作製するだけ」と言われている。庶民の健康など問題外と考えるのが、霞が関周辺の常識と考えた方が良い。

しかし、このようなことが、疑いから現実へと進む中で、著者らは、地域の健康を考え、全うする義務を持っている。このような霞が関周辺の常識に乏しい新人類たる今日の医師は、不思議なことに開業医になりたがるようで、研修医を終え、数年で処方の仕方も知らずに、切りまくる医師を目指しているという。それゆえ、心を扱う、心に配慮する、心療内科医や精神科医も、産科医同様に不足しているという。今日のように、社会が過剰なまでのストレスを生みだし、人間は弱くなる一方である。決して、我田引水ではないが、このような社会においては、精神病の専門医より、心療内科医に地域医療を担うよう要請・養成したほうが、最も効果的と思われる。

地域医療は誰が担うのか?

全人的医療を基本理念とする心療内科医は、よほどの金の亡者でない限り、プライマリーケアに関しては、プロ中のプロであろう。彼らは、自らの研究する専門分野を持ちながら、全人的ケアを行う技量、スキル、能力を備えているからである。

古来、医療は、内科を本道とし、外科を外道とする。しかし、心療内科医は、内科を本道としながらも、外科系を外道とせず、ティームを大事にする。それゆえ、心療内科の基本となる心身医学においては、内科系の医師のみならず、全てのスタッフ、外科系の医師やスタッフが共同で診療を行い、研究を行う。

しかし、心療内科医は、2008年の医療法の改正(改悪ともいう)以前からも、儲からない医療の先端を行っている。朝8時から夜10時まで、診療を行っても赤字ぎりぎりであったのに、行政からの人数制限により、初めての診療を受けるまで1年待ちは常識となり、3年待ちまであるという。

（ただし、心療内科の標榜認可以来、一部の精神科・精神病院が、差別的歴史のカモフラージュのために「心療内科」と標榜していることがあるので、要確認である。）

いかんともし難い悪政のもとで、地域医療を担わざるを得ないのが、心療内科になってしまった。しかしながら、歴史的に見るなら、従来の「古い」開業医は、標榜こそ行っていないが、現代の心療内科を標榜する医師以上に、全人的な診療を行ってきたことを忘れてはならない。しかも、今日のようにティーム医療などとお互いに助け合う仲間もなく、1人で心身医療を行ってきたと言える。

今日の心療内科は、心療内科としてのアイデンティティが認められてはいるが、その実は、身体医療にストレス理論を追加したり、若干の精神療法を付け加えたりしているだけであり、従来の開業医とは、比べものにならない。

彼らは、日常的に患者と付き合い、患者の家族と付き合い、患者の家族のダイナミクス（精神的な力関係）まで掌握した上で、今日の精神療法や薬物療法にとどまらず、家族療法、プレイセラピー、さらには税理士や弁護士の役割も行っていた。この中で料金を請求したのは、再診料と薬代だけであった。相談や精神療法のみの場合は、全く料金を請求しなかったのである。今日の医療法の中で、このような「形にならない、目には見えない」精神療法や相談、説明などについても、ほんの「スズメの涙」程度の料金しか診療報酬では認められていない。

例えるなら、「早く元気になれよ！　職場の皆が待っているぞ」と、一言、声をかけるだけで治療意欲が高まり、熱心に治療に専念するようになる患者の治療には、「5分以上の会話がなされていない」として、一切の診療報酬を求めることができない。これに対して、「症状は、改善しましたか？」、「未だ、同じようですね」、「お薬は、毎回、飲んでいますか」、「もちろんですよ。出された薬を飲むのは、患者の義務ですよ」、「夜は、良く眠れますか？」、「薬を飲めば、良く眠れますね」、「それでは、食事はできますか？」、「食べられますよ。胃腸薬を出してくれたじゃないですか」、「薬を替えますね」、「まだ、飲み始めたばかりじゃないですか。飲み始めて1週間以上しないと薬は効かないって、先生が言われたじゃないですか」と、あまり患者にとっては意味のないような、心の通わないような会話を行っても、患者の診察室での滞在が5分以上であれば、2000円程度の診療報酬が支払われるのである。

1日に、100人以上もの患者が訪れる心療内科や精神科では、患者数が増える一方である。しかし、その2000円強の診療報酬は支払われない。1日に、診療可能な時間を患者の数で割り算し、5分以下であれば、一切、診療報酬は支払われない。

医療現場では、込み入った相談のために、1時間を超えることもある反面、「期待しているぞ！」と、一言、声をかけるだけで、十分な効果を上げることのできる患者もいる。しかし、1日に70人を超えた段階で、どのような相談であれ、難問であれ、どれだけ時間がかかろうが、深夜まで相談に応じようが、一切の相談料や精神療法などの診療報酬が支払われない。支払われるのは、200円程度の再診料だけである。

このような、医療法下で開業し、地域医療を担う医師など、求めるほうが理不尽ではないか。医師の生活権も生存権も、認められていないのであるから。「よく、患者の訴えに耳を貸す医師ほど、多くの患者が訪れる」と言われるとおり、患者のサイドに立って診療を行う医師ほど、多くの患者が訪れるため、医師にとっては、多くの患者が訪れれば訪れるほど診療報酬は低くなり、食事を摂る時間もなく、睡眠時間も短くなり、短命となるのは、火を見るより明らかであろう。

これとは全く反対に、ろくに患者の訴えにも耳を貸さず、高価な先端医療機器を買い求め、必要もないのに、検査漬けを行い、長期にわたる検査機器操作や機器による診断訓練も受けずに、「立派な先生」として患者に君臨している医師には、それ相応の診療報酬が支払われる。

「三無い医師」の大増加

今日、開業医として成功しようと思うのであれば、「研究しない、勉強しない、修得しない」の「三無い医師」でない限り、先端医療診断機器の借金地獄に陥ることは、確実であろう。この「三無い」に加え、「患者は診ない、患者の言うことを聴かない、説明はしない」を加えないと、開業医としての蓄財は不可能であろう。

日本の医療法下で、庶民の健康を守るのは、このような〝立派な医師〟である。彼らは、すでに、「古い医師は去れ！」と言っている。「昔の開業医は、黙って去りなさい」とも言う。「弱き患者は、担当医制度の下に、先端医療機器の被爆と年金からの天引きで、食事も抜いて、病気になり、再び被爆で命を縮める」という、行政官僚の思惑通りに、弱者はこの世から去っていくであろう。

変わりゆく開業医に、今日、地域医療を求めるのは困難であろう。開業医が地域医療を担った時代は、もう、古き良き時代と化しつつある。人間は、「機械を作り、機械に頼り、機械により滅亡していく」というSF物語ではなく、現実の社会にこれが起こってしまっている。

今後の社会において地域医療を担うのは、他ならず、先端医療診断機器であろう。これだけ短期間に、PET―CTが全国の医療機関に普及したという事実が、これを物語っている。「PET―CTの画像を読む訓練など必要なし」とする現代の医師たちが、弱者である人間を実験台にして、経費を取り戻す時代へと変わっていくであろう。PET―CTに飽きれば、次々と高価で、精密な先端医療診断機器が出てくるであろう。この機械たちが人間を診断し、近い将来には、治療法も教えてくれるであろう。しかし、お金のない人や老人などは、このような先端医療機器からは、見向きもされないだろう。

「機械による、機械のための、医療産業繁栄のための社会」は、もう、目の前に来ている。医師は、医療産業の繁栄の手先となり、支えとなって行くだろう。

このように、開業医が地域医療を担う時代は、どこにも見当たらなくなるであろう。これこそ、まさに、国策であると考えられる。

第7章　行政による地域医療の切り捨て

地域医療への行政管理

著者は、この本を通して、開業医の過去の栄光を取り戻そうとしているわけではない。過去数十年間、地域医療を担ってきたのは開業医である。1人の医師が経営する開業医であったからこそ、地域医療が充実していたという側面は否めない事実であろう。しかし、今日、開業医においても合理化が進んできており、1人の医師が全てを一手に引き受けて行う、地域医療の形態は姿を消しつつある。特に増えているのは、2人か3人の医師による地域に根ざして行う医療形態が、目立ってきている。これには、いくつかの理由がある。

一つは、1人の開業医では、今日、増え続ける患者数を十分に診療できないためである。医療過誤による医療訴訟の増加も、一因であろう。一時期流行した、「3時間待って、3分間診療」が、非現実的な医療実態となってきている。今日、このような形態をとっているのは、むしろ、地域の2次医療を担当する総合病院であろう。著者の開業する、周辺の市町村が経営するほとんどの総合病院の各科には、「5分間以内で診察をお済ませください。これに反した場合、職員が診察室の外へお連れすることがあります」と書いた張り紙がある。時代錯誤も甚だしいと思われる張り紙が、厳然として存在する。

決して、医師不足ゆえではない。医師が充足していた頃より、実施されていた。この張り紙が見られるようになったのは、十数年以上前のことである。それらの病院の診療時間は、午前9時に始まり、12時ちょうどに終了していた。外来患者の人数は、1日約1500人程度であった。この人数から見ても、12時ちょうどに診療が終了するには、「魔術でも使わない限り不可能」と考えられていたが、現実的には可能であった。このような総合病院は、「医師不足時代」を迎える以前に、1日の外来人数が800人に減少しており、急激な合理化が進められ、医師の削減はもとより可能な限りの省力化が行われ、受付機と支払機・予約機が設置され、有資格職員のパート化、無資格職員の派遣社員化となった。

この施策が、患者にとって最も求められる、人間と人間との付き合いであるはずの医療の形態を根本から崩すことになり、遂には、1日の外来人数は、500人前後まで減少してしまった。この病院を管轄する市町村は、即刻、経営母体を独立行政法人とし、自治体の予算から切り離し、市町村の天下り老人が、経営を担当することになったのである。以来、「患者中心の地域の総合的医療を担う」と銘打って創設された病院は、「独立採算制を施行し、黒字経営を求める病院」として、全く生まれ変わったのだった。

気軽に訪れた患者は、創設当時と同様の期待を持って来院したため、「こちらは、２次医療担当病院ですから、紹介状のない場合は、２０００円を実費でお支払いください」と、受付機に命じられる。支払わないと、１次診療を受けることができないからである。

開業医よりの紹介状があれば、２０００円は支払う必要がない。しかし、総合病院志向型の人たちは、プライマリーケアを開業医で受けることなく、直接、総合病院を受診する。「開業医は、診断・治療困難な患者を受ける高度医療機関」として認可を受けているため、プライマリーケアだけを行っていたのでは、いわゆる「赤字診療」になってしまうからである。これを防ぐための穴埋め金２０００円が、患者の負担として取り立てられるということになる。

（プライマリーケアを総合病院が引き受けた場合、先端医療診断機器などを使用する、高度医療ができないため、診療報酬が減少し、病院を維持していけなくなるためであるという。）

さらに、プライマリーケアで十分な患者に対しても、色々な疾患の可能性を並べ立て、結局は、先端医療機器を使用して、診断を下す。これが、「落ち目にある総合病院」の実態である。

患者は、重篤ではない、風邪のような病気にかかったと思い、気軽な気持ちで地域の病院を訪れても、高額な診療費を請求される仕組みになっている。これこそ、今日の悪徳医療行政の実態の一つであろう。

総合病院の乱診乱療の放置

庶民としては、健康保険料はもとより、市民税を支払い、病院を創立するのに協力しながら、一旦、自分の判断でその病院を訪れたが最後、無一文になるまでお金を支払わされるのである。市町村経営の総合病院が、一度、経営困難になると、最も弱い、最も貧困な人たちからの取り立てによって、再建を行おうとする。

一般の庶民は、開業医へ行けば、受けなくても良いような検査を受けなければならず、飲まなくても良いような薬を出されると思い、つい、「公営の総合病院であれば、儲け主義ではないから、お金は、それほど必要ないだろう」と考え、総合病院を受診する。このような心理こそ、行政の、他人の足元を見た策略に陥りやすい。いつも、馬鹿を見るのは弱者であったり、貧困な庶民であったりする。医療だけの世界から見ても、地方行政は、先頭に立って庶民からお金を巻上げていることは、厳然たる事実として判明している。

総合病院のサーヴィスの低下をそのまま放置し、庶民の総合病院志向の流行をうまく利用し、先端医療機器を次から次へと購入した結果、庶民の総合病院離れが始まるや、総合病院でしか請求できない金銭の支払いを庶民に要求し、乱診乱療に走りながら、全ての行政は、見てみぬ振りである。例を挙げてもきりが無いほどの証言がある。

「風邪だと思って近くの総合病院へ行ったら、突然、癌かもしれないと言われ、精密な血液検査、ＣＴスキャン、ＭＲＩの検査を受け、2週間後に説明するということであった。しかし、『何もありませんね。風邪でしょう』の一言で説明は終わった。説明は、どこがどのように正常なのか、異常なのかも知らされず、1分も無かった」という。

また、「柱に頭をぶつけたので、もしも、脳内出血でもあったらと思って来ました」と、先のような市町村の総合病院を訪れたところ、もちろん、紹介状無し加算として、２０００円を支払い、受付機で「どこを診てもらいたいですか」というボタンが並んでいたため、「頭」のボタンを押した。画面には、「脳外科」と表示されたため、脳外科で待つこと4時間。診察室に呼ばれ、医師から「どうしました」と聴かれ、「柱で……」と言いかけたところ、「頭をぶたれたのですね。検査をしますから、待合室でお待ちください」と言われ、数十秒で診察室から追い出された。1時間弱待っていると、脳外科受付事務員に呼ばれ、3枚の紙を渡され、「この紙に書いてある所へ順に行ってください」と言われ、広い病院の中を行ったり来たりを繰り返しながら、血液検査、ＣＴスキャン、ＭＲＩと3箇所の検査室を回ってきた。

約2時間で脳外科の窓口へ行き、「戻ってきました」と言うと、「全ての検査が終わりましたね。この窓口の周辺でお待ちください」と言われ、1時間ぐらい待っていると、「○○番さん、1番の診察室へお入りください」と呼ばれ、「ようやく検査の結果が話される」と思って入っていくと、椅子に座る前に「入院してください。検査では、ハッキリしたことが言えませんので、検査入院ということで」と、医師より告げられ、有無を言わさず、診察室より退出させられた。待合室の椅子に座って待っていると、事務員らしき女性より、「入院が決まりましたので、X病棟の受付でお名前を言ってください。看護師がお部屋まで案内しますので」と、言われるままに、X病棟の窓口で、「Yと言いますが」というと、「Yさんですね。お部屋まで、案内します」と、すでに「急・搬YZ様」と、名札の架かった部屋に案内され、「今日から、絶対安静です。何か用事があったら、このボタンを押してください。看護師が来ますから」と、何が何だか、訳がわからないまま、ベッドに寝かされたというケースもある。

「家の者には、病院へ行くといって出てきたから、病院にいると思っているだろうが、こんなに遅くなり、その上、入院しているとは思っていないだろうから、家のほうに連絡しなければ」と思い、電話のあるところへ出ようとしたところ、「絶対安静と言ったじゃありませんか。用事があったら、ベッドのところのボタンを押して、そのまま、話していただければいいのですよ。ところで、今から何をしようと思っておられたのでしょうか」と、看護師に止められたため、「家の者に、連絡しようと思って……」と、言いかけたら、「先ほど、お家の方には、電話で連絡しておきましたから、ご心配なく」と、優しく告げられた。同じ頃、家族が揃って面会にきて、「病院から連絡があって、脳内出血の疑いがあるというではありませんか。心配して、差し当たり必要なものを持って、駆け付けてきたのですよ」と、家中、大騒動であったことを知った。

毎日、いろいろな検査が行われ、「これで本当に絶対安静なのだろうか」と、感じるくらいであった。毎日、どのような薬が入っていたのかわからなかったが、常に点滴注射が入っていたという。

アッという間に、1週間が過ぎ、担当医の回診があり、「全ての検査をしてみましたが、全て異常ありませんでしたし、今日まで、何事も起きなかったので、全く心配ありません。今日のうちに退院していただけますよ」と、告げられ、迎えに来た家族と共に帰路に就いたのである。

このような、扱いを受けた患者（患者？）は、著者が調べただけでも、10名は下らなかった。

行政からの「個別指導」

これが、民間の中小病院の場合、このような患者が数名いただけでも、監督官庁である地方行政から、管理職の長である院長以下事務長などが、「個別指導」として呼びつけられ、延々と数時間にわたり、診療録の調査が行われ、「不要な検査や治療などは、全て診療報酬の対象ではない」と判断され、すでに支払われた、この患者についての診療報酬にとどまらず、同様のパターンで検査入院が行われ、結果的に「異常なし」と判断された全ての患者に行った診療に対する報酬の、「全面自主返還」を命ぜられるのである。

これによって、数億円の返還を行った医療機関もある。そのような医療機関は、1年以上、行政よりの監視下に入り、再審査が行われ、ある医療機関は、「立ち入り監査」、すなわち保険医取り消し処分が下され、ある医療機関では、さらに1年間の診療管理処分となる。この間、少しでも保険点数が上昇すると、いかに合理性があったとしても、支払われる診療報酬のカットと書面による警告が行われるため、必要と思われる検査も「自粛」として行われず、必要と思われる薬剤も「自粛」として処方されず、最低の診療を行う結果となる。赤字ぎりぎりの経営状況となるまで、監視が続けられる。

いかに、地域に根ざした良心的な医療機関であれ、診療報酬が伸びるのを許さないのが、今日の国家行政である。悪徳診療で私腹を肥やしている医療機関などは、庶民などを相手にせず、ほとんどの診療を「自由診療」として行い、保険診療は行わない。このような医療機関は、社会保険基金へ診療報酬を求めないため、いかなる診療が行われていても、脱税でも表面化しない限り、問題とされることはない。

これに対して、市町村経営の総合病院には、このよう行政指導は、一切ないのが現実である。それゆえ、病気でもない庶民からは、必要でもない入院までさせて、必要でもない検査を繰り返し、大枚の支払いを行わせ、取れるだけのお金を巻き上げることが可能であるため、外来患者の人数が、1500人から500人に減少し、いくつかの病棟閉鎖にまで至っても、それなりの経営が成り立っていくのである。

このように、庶民が毎月支払った健康保険料を使おうとすると、行政から「個別指導」が行われ、民間医療機関が行った診療の報酬は、「自主返還」の名のもとに返還させられ、富裕層であれば、「自由診療」として診療を受けることができるため、国民皆保険など無縁となり、公的医療機関は、「お互い様」として、いかなる診療も許され、ほとんどの診療費用は、患者の負担で賄われる仕組みとなっている。

このような、訳のわからない庶民からの略奪行為が、公的医療機関による地域医療を支えているように思えてならない。これを、うまくバックアップしているのが行政ということは、すでに紹介したとおりである。

一時期、ほとんどの公的総合病院で流行した、「○○様、第1診察室へお入りくださいませ」という、何とも気持ちの悪い扱いがある。そして、個人情報が問題にされ始めてからは、「××番様、第3診察室まで、お出でください。ご診察が始まります」と、さらに気分まで悪くなるような呼ばれ方である。患者の扱いは、全く同じで、「診察室では、5分以内に終わらせください。ご協力を感謝します」という張り紙に代わっている。患者の責任で、「早く診察を終わらせなさい」と、責任の所在まで患者に負担をかける結果になっただけである。

今回の医療法改正においても、公的医療機関、すなわち公営の総合病院では、ほとんど話題にもなっていないという。ただ、過重労働となった一般職員だけが、陰で苦情を言い合う程度であるという。

地域住民の、健康管理のために創設された市町村営の総合病院、あるいは大手の団体が創設した総合病院の中で、真に地域住民の方に目を向けた総合病院は閉院に追い込まれ、行政・営利に目を向けた総合病院は、今日の医師不足の中にあっても、栄華を誇っている。まさに、先に紹介した、全国団体の経営する総合病院の今日が、これを物語っている。一見、弱者のための病院のように見せながらも、実のところ、膨大な営利を貪る組織である。その実、この団体を容易に左右できる宰相は、いないとさえ言われる。

医療行政が、悪化の一途を辿っている今日、開業医やいかに。

2008年の医療法改正の実態

富裕な開業医は存在しても、地域医療に専念する開業医には恵まれない医療行政となっている。これらの理由は、すでに述べたところもあるが、仮に繰り返しとなろうが、何度訴えても、訴えすぎとは思えない。

ある富裕になった開業医が、医師免許を取り消された事件があった。医師免許取り消しの行政処分に対して、物申すつもりはない。医療技術や知識を餌にして富裕となった刑事犯であれば致し方ない。しかし、問題になるのは、日本は、医療を餌に富裕となれるということを、現実に証明した医師でもある。そのような医療行政には、根本的に問題を抱えているところがあるのではないか。

「黒部事件」で、初めて世に知られるようになった医療行政の不可思議なところが、現在もなお、連綿として受け継がれているように思えてならない。「思える」というのは、決して単なる推測でもなく、まして噂話を種にしているわけでもなく、実際に、かなりの数の証左があるからの「思える」である。

地域の患者や弱者のために、全人生を捧げながらも、「高額診療」として、個別指導により、診療報酬を国家に返還している医師があとを絶たない。２００８年の法改正により、「病状の落ち着いている長期通院の慢性疾患患者には、1カ月から数カ月に一度の診療にするよう」になった。処方を一度に1カ月分行い、現実的に月に一度の診療しか認められなくなったのは、周知のごとくである。例え、医療者からの判断で毎週診療を行っても、それに対する診療報酬は一度分しか支払われない。

ここまでくると、医療行政は、「患者の病気は、完全に固定し、不動になる」と信じているとしか思えない。「人間であっても、病気を持つ患者と呼ばれる生き物は、薬さえ与えておれば、生かさず殺さずの状態を保てる」と、思っているのかもしれない。いずれにしても、今日、多くの医師の対応から推測するに、通常の常識を持ち合わせた人たちは、1カ月分の処方をされれば、「次に受診できるのは、1カ月後」と思い込まざるを得ない。

これは、医師の対応が強権的になっているということでもなく、患者が遠慮するようになったわけでもない。「世の中がこのようになったのだから、次回お会いするのは、1カ月後ですね」という、お互いの暗黙の約束となっている。医師のサイドからは、「患者数が制限されているので、よほどのことが無い限り、1カ月後にいらしてください」という気持ちであろうし、患者サイドからは、「いつも待合室が患者で満員の医師に限って、突然、休診にして、どこかへ行って、帰った日からは、沈痛な面立ちである」という、噂は早い。行政からの呼び出しがあったことを、誰言わずもがな知っている。ある種の本能的な感覚のように、行政からきつい「指導」のあったことを知っている。

開業当初は、「先生のところは、多くの患者が来るから、儲かるでしょうね」と、言っていた患者も、今日では1人もいなくなっている。患者が多ければ多いほど、医師が追い込まれていることを感じとるがごとくに、「次は、1カ月後ですね」と、ある種の寂しさを表しながら、帰っていく患者も増えている。

地域に密着している医師が集まると、必ず出てくる話題は、「今までは、総合病院に勤務する医師が大変だから、1カ月や3カ月の処方が許されていると思っていたのだが、開業医まで同じようになるとは思ってもいなかった。病状に変化があっても、患者は来ないだろうからね。結構、医者に気を使ってくれる患者がほとんどだからね」という。「2008年の医療法改正以来、週に一度、あるいは、毎日のように来診していた患者ほど、1カ月間待ってから、来診するようになった」と、証言する医師もいる。

行政からの「個別指導」を受けたばかりの、長期処方を初めて行った医師は、「糖尿病のKさんは、いつも自分の行っていることが正しいのかと確認に来ていたのに、大丈夫だろうか。甲状腺炎のBさんは、安定はしていたが、夫婦喧嘩をして悪化したことがあったが、大丈夫だろうか。高血圧のCさんは、禁酒を続けていたが、誘惑に負けないでいるだろうか。考えればきりが無いけど……」と、かえって、その医師の方が健康を崩しそうになっていた。

地域に密着した医師ほど、行政からの「指導」には弱い。「個別指導」における今日の行政は、地方の医師会長の発言など全く無視できるほど、強くなっている。まさに、過去、日本医師会長に、「負けた」反動としか考えられないほどである。個々の行政官は、開業医には実に優しく、ていねいな対応を行っているという。しかし、法には、「粛々と殉じている」のである。時には、冷酷なまでに、粛々としているともいう。

「専門医医療」になる地域医療

地域に身を置く開業医には、今日、行政府による「生かさず、殺さず」政策が、歴然としてきている。朝9時に診療を開始し、12時には必ず昼食に入り、14時から病棟回診を行って、

17時には帰路に就く勤務医が、月に数日、夜間の当直を行って、同じ日常診療を行うからといって、何ゆえ、待遇改善が行われるのか。おそらく、開業医には、理解のできない事態であろう。開業医などは、同じように、朝9時に診療を開始したとしても、昼食を摂れる保証はない。午後は15時からの診療開始ゆえ、午前と午後の診療が引き続くことは、日常茶飯事である。地域に住んでおれば、受付時間など無いに等しい。行政の方々がご指導なさるように、「毅然とした態度で、診療に臨みなさい」など通用しない。それが、近所付き合いの医療だからである。

著者は、ある行政関係の医師から、「通常、1人で診療できるのは、1日30人から40人でしょうね」と、「指導」されたことがある。著者の診療所では、2人の医師で1日80人を目標にしている。この目標を決定したときから、予約待ちの方々は、最高3年後という診療拒否にも等しい結果が続いている。「毅然として、お待ち願った」結果である。こうなると、1人の医師の診療患者制限など、弱いものいじめもいいところではないか。

2008年の医療法改正を、全く無関係と考えている医師の存在も無視できない。仲間割れのようではあるが、総合病院から診療場所だけが離れた「専門医」を表看板にする開業医にとっては、「以前と同じように診療していけばよいのであるから、上司がいないだけ楽になったよ。それに、潰れかけた総合病院なんかより、よほど収入が増えるよ。要するに、今度の法律で1人当たりの点数が高くなるからね」と、むしろ、法改正に賛成している医師のいることは、確かな現実である。

本当に、1人当たりの診療報酬が増えると信じているのか。1人で先端医療機器を揃え、やる気満々である。日本の行政は、新しい医療機器には、比較的、甘い審査であるという噂が飛び交っている。次から次へと「専門医」と称する医師が、次から次へと先端医療機器を揃え、高額な医療費を取り立てていくことは、推測するに困難なことではないようだ。

先端医療診断機器は、その名の通り、先端を行く医療機器であるため、高価である代わりに、検査料金、診断料も高額である。検査は、機械が勝手に行ってくれ、映像も作ってくれる。しかし、その映像写真を観て診断するには、かなりの修得訓練が必要である。だが、今日の「専門医」と称する医師たちは、修得や訓練を嫌う傾向にあり、特に、先輩医師たちから習うのを嫌う傾向が強いと言われる。それゆえ、映像や画像診断訓練をほとんど受けず、医療機器が行ってくれると信じている。誤診は、免れない。このような、「専門医」の診断を受けても、命の保証はしてもらえない。しかし、地域の医師の減少と、やはり、日本人独特の欧米コンプレックスにより、先端医療機器を揃えている医療機関を選択していくことは、想像するにたやすい。結果は、大枚のお金を支払い、誤診を受けることにもなりかねないという現実に、未だ庶民は気付いていない。このような実態に、地方の医師会などから警告を発しても、「持たざる者のひがみ根性」としてしか、捉えられない。

このようにして、地域医療が、地域にいる「専門医」医療へと、変遷していくのであろう。

おわりに　地域医療はなくなるのか？

著者は、地域医療を手がけて30年有余になる。14年前には、念願のビル開業を行い、地域と密着した医療を行うため、精神科・神経科・心療内科の看板を立てながらも、開業医で事足りる外科的手術、処置などを行ったり、末期癌の患者の治療に当たり、大学病院の専門医がさじを投げた患者と付き合い、10年生存率65％まで上げ、国際的には、いろいろな分野での講演を依頼されたりしていた。

しかし、二束草鞋《にそくわらじ》であると、どうしても地域の患者との付き合いがおろそかになり、情も薄くなると考え、2年に一度の国際心身医学会で長期に休診する以外は、全ての力を地域に注ぎ込むことにした。誰もが嫌がる、皮膚転移したC型肝臓癌の患者と付き合い始め、ついには、10年生存第1号となった。

以来、地域の医師たちの応援を力に、精神科・神経科はもとより、心身症と認定されるほとんどの患者と付き合うことにし、3K医者としての人生を固めてきた。

接遇は、腰が痛くなるまで頭を下げ、言葉遣いに気をつけ、「あくまで、私たちは、患者さんがいらしてくれるから、生活し、生きていけるのです」を合言葉に、患者との付き合いを行ってきた。

この年まで、3K医者を好んで引き受けてきたが、決してマゾヒストではない。ストレス社会にあって、自らも薬を服用することがある。そのためか、我がクリニックの職員は、全員薬好きである。80％の職員は、SSRI（毒性副作用が最も少ない新しい抗うつ薬）を服用している。中には、妊娠したことを知って、「これからは、気持ちが不安定になるかもしれません。是非とも、SSRIを処方してください」と、申し出た職員もいた。

現在、SSRIを服用していないのは、援助に来てくれる医師だけになった。彼は、患者の受けは良いが、処方を知らないため、初診で来た患者が数日で変調を訴えてくるのが、通例になってきている。しかし、著者が幾度となく、「処方を勉強された方が、よろしいのではないでしょうか」と、親子ほど違う若き医師に頼み込むように説得しようとするが、未だ、彼の頭には、製薬メーカーからの接待ばかりがあるようで、致し方なく、著者は、やはり、「待つ」という方針にした。

彼の時給は、著者にとっては高額で、著者より多いことになる。地域医療を行うには、多くの患者と会う必要があるため、致し方なく、彼に援助を依頼したわけである。著者の、悩みの種にもなっている。患者への優しさを唯一として、見守りながら指導していくつもりである。

残念ながら、彼には、地域医療への興味もなく、研究への興味もなく、クリニックの研究会には、一度の出席だけである。彼を見ていると、現代の医師像がわかるように思える。

彼が言うには、彼以上に俸給のことばかり話している医師も多いという。彼は、「開業なんて面倒で、やる気はありませんよ。総合病院ですか？　仕事が増えるばかりで、勉強をしなければならないから、願い下げですね。適当に医療機関を選んで、旅行気分で医師をやっていこうと思っています」と、はっきりと言うのである。

著者は、地域医療などという医療分野は、近い将来、消失するのではないだろうかと思っている。近隣は、地域医療に専念している医師ばかりである。むしろ、本を書いたり、研究を行ったりしている著者のほうが、恥ずかしく思う次第である。

しかし、K宰相時代にでき上がっていた今日の医療法が、２００８年4月より施行され、彼の言った「痛みを感じなければならない」人たちは、弱者と病人だけに限定されていることを知った。

この先、弱者や患者は、医療サーヴィスを受けることができず、一時は、近くの薬局が流行るであろうが、どれだけの薬を薬局での扱いとして認可しても、診療無しでは誤診だらけで、死にゆく人たちが増える一方であろう。

武見太郎元日本医師会長は、「**医療費は、投資であり、国を豊かにするために使うのであり、決して消費ではない**」と、日本全国に向けて発したという。しかし現在は、これとは全く反対の方向に進んでいることは確かである。まさしく、「富国強兵論」も出てきかねない状況である。これは、著者の妄想であるとしても、国民の医療費を削減し、9条を改正し、戦車の通れる道路とイージス艦に変貌する時代となっていくのであろうか。

今回の課題だけは、ハッピーエンドには、どのように考えてもなりそうにない。これからの未来を担う人たちに一言、「結局のところ、日本の『議会民主制度』は、国民のためにはならなかった」と。

弱き庶民や病者に、明日はないということをまざまざと見せ付けたのが、2008年の医療費改定であり、これはK宰相のときには、すでに決まっていたという。無知なのは、国民であると言わんばかりの現在の宰相である。

しかし、いかに国家の医療制度が改悪されようが、著者は、生涯、同じ仲間である庶民の健康を守るべく地域医療に殉ずるつもりである。潰されても、潰されても、何度潰されようが、1人になっても這い上がって、弱者と共に生きる決意は固い。

庶民のための、庶民による地域医療の火は消されることはない。消してはならない。「地域医療のなくなる日」は、遠く、遠く、地球の果てまで飛んでいってしまうまで来ることは無い。

弱者や患者と共に生きてこそ、医師になって良かったと思うであろう。
院長室にて
平成20年8月9日

著者紹介

定塚 甫（じょうづか　はじめ）

1946年富山県高岡市にて出生。定塚メンタルクリニック院長、ＪＭＣストレス医学研究所顧問。

1973年金沢大学医学部卒業。1973年名古屋市立大学医学部精神医学教室、1974年好生会三方が原病院精神科医長。1979年国立豊橋病院神経科医長、心療内科設立医員、愛知県立保育大学講師。1983年電電公社名古屋中央健康管理所神経科部長。1991年心療センター矢作川病院副院長。1993年カリフォルニア大学アーヴァイン校名誉客員講師。1994年より定塚メンタルクリニック院長、ＪＭＣストレス医学研究所顧問。

資格：精神保健指定医、心身総合医学科指導医、アレルギー学専門医、日本心身医学会代議員、愛知県へきなん幼稚園理事など。

専門は精神神経免疫病理学、性科学、児童精神医学、アレルギー学、産業医学など。

著書に『医者になる前に読む本』『性科学』（いずれも三一書房刊）、『「いじめ」のなくなる本』（本の泉社刊）他多数。

医は仁術か算術か——田舎医者モノ申す

2008年９月25日　第１刷発行
2008年11月３日　第２刷発行

定　価　（本体1500円＋税）
著　者　定塚　甫
装　幀　（株）クリエィティブ・コンセプト
発行人　小西　誠
発　行　株式会社　社会批評社
東京都中野区大和町1-12-10小西ビル
電話／03-3310-0681　FAX／03-3310-6561
郵便振替／00160-0-161276
http://www.alpha-net.ne.jp/users2/shakai/top/shakai.htm
shakai@mail3.alpha-net.ne.jp
印　刷　モリモト印刷株式会社